essentials

essentials liefern aktuelles Wissen in konzentrierter Form. Die Essenz dessen, worauf es als „State-of-the-Art" in der gegenwärtigen Fachdiskussion oder in der Praxis ankommt. *essentials* informieren schnell, unkompliziert und verständlich

- als Einführung in ein aktuelles Thema aus Ihrem Fachgebiet
- als Einstieg in ein für Sie noch unbekanntes Themenfeld
- als Einblick, um zum Thema mitreden zu können

Die Bücher in elektronischer und gedruckter Form bringen das Fachwissen von Springerautorinnen kompakt zur Darstellung. Sie sind besonders für die Nutzung als eBook auf Tablet-PCs, eBook-Readern und Smartphones geeignet. *essentials* sind Wissensbausteine aus den Wirtschafts-, Sozial- und Geisteswissenschaften, aus Technik und Naturwissenschaften sowie aus Medizin, Psychologie und Gesundheitsberufen. Von renommierten Autorinnen aller Springer-Verlagsmarken.

David Samhammer · Susanne Beck ·
Klemens Budde · Aljoscha Burchardt ·
Michelle Faber · Simon Gerndt ·
Sebastian Möller · Bilgin Osmanodja ·
Roland Roller · Peter Dabrock

Klinische Entscheidungsfindung mit Künstlicher Intelligenz

Ein interdisziplinärer Governance-Ansatz

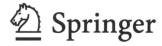 Springer

David Samhammer
Lehrstuhl für Systematische Theologie II (Ethik)
FAU Erlangen-Nürnberg
Erlangen, Deutschland

Susanne Beck
Juristische Fakultät
Leibniz Universität Hannover
Hannover, Deutschland

Klemens Budde
Med Klinik mit Schwerpunkt Nephrologie
Charité-Universitätsmedizin Berlin
Berlin, Deutschland

Aljoscha Burchardt
DFKI
Berlin, Deutschland

Michelle Faber
Juristische Fakultät
Leibniz Universität Hannover
Hannover, Deutschland

Simon Gerndt
Juristische Fakultät
Leibniz Universität Hannover
Hannover, Deutschland

Sebastian Möller
DFKI
Berlin, Deutschland

Bilgin Osmanodja
Med Klinik mit Schwerpunkt Nephrologie
Charité-Universitätsmedizin Berlin
Berlin, Deutschland

Roland Roller
DFKI
Berlin, Deutschland

Peter Dabrock
Lehrstuhl für Systematische Theologie II (Ethik)
FAU Erlangen-Nürnberg
Erlangen, Deutschland

ISSN 2197-6708   ISSN 2197-6716 (electronic)
essentials
ISBN 978-3-662-67007-1   ISBN 978-3-662-67008-8 (eBook)
https://doi.org/10.1007/978-3-662-67008-8

Die Deutsche Nationalbibliothek verzeichnet diese Publikation in der Deutschen Nationalbiblio-grafie; detaillierte bibliografische Daten sind im Internet über http://dnb.d-nb.de abrufbar.

Planung/Lektorat: Christine Lerche

Springer ist ein Imprint der eingetragenen Gesellschaft Springer-Verlag GmbH, DE und ist ein Teil von Springer Nature. Die Anschrift der Gesellschaft ist: Heidelberger Platz 3, 14197 Berlin, Germany

Was Sie in diesem *essential* finden können

- Überblick über den Einsatz von KI im klinischen Alltag sowie über die damit verbundenen Herausforderungen und den akuten Forschungsbedarf
- Einblick in zwei empirische Studien aus dem Bereich der Nephrologie und welche Rückschlüsse daraus für das medizinische Personal und Patient:innen gezogen werden können
- Ethische Erweiterung durch die Einführung des Konzepts der *Meaningful Human Control*
- Rechtliche Einordnung, gemessen an den im Vorhinein erarbeiteten Akteursperspektiven
- Orientierungsmarker für die Gestaltung des Einsatzes von KI-Systemen für Entscheidungsunterstützung in der Klinik

Dieses *essential* ist im Rahmen des vom Bundesministerium für Bildung und Forschung geförderten Drittmittelprojekts ‚vALID – Klinische Entscheidungsfindung durch Künstliche Intelligenz. Ethische, rechtliche und gesellschaftliche Herausforderungen (01GP1903A)' entstanden. Der Förderer hatte keinen Einfluss auf Inhalte, Analysen und Ergebnisse des vorliegenden *essentials*.

Wir bedanken uns bei Prof. Dr. Matthias Braun und Dr. Patrik Hummel für die tatkräftige Unterstützung im Projekt sowie bei Lorenz Garbe, Svenja Hahn, Judith Willberg, Carima Jekel, Eva Maria Hille, Hannah Bleher, Max Tretter und Tabea Ott für die hilfreichen Anmerkungen zu früheren Versionen des *essentials*.

Besonderer Dank gebührt dem Projekt zugehörigen Beirat. In diesem Sinne bedanken wir uns bei Prof. Dr. Roland Eils, Prof Dr. Ulrike Felt, Prof. Dr. Björn Eskofier, Bart de Witte, Isabelle Jordans und Hardy Müller für den stets konstruktiven Austausch.

Einleitung

Wie wird die Zukunft der Medizin aussehen? Dieser Frage kann aktuell kaum ohne den Verweis auf Künstliche Intelligenz (KI) nachgegangen werden. Oft überschwänglich, nicht selten mit Sorge, sind die Möglichkeiten und Risiken des medizinischen Einsatzes von KI-Systemen Thema zahlreicher Debatten. Derartige Systeme sind in der Lage, große Datenmengen zu verarbeiten und zu analysieren und so den gesamten Prozess klinischer Entscheidungsfindung zu beeinflussen. Die optimale Einbettung in den klinischen Alltag ist dabei von entscheidender Bedeutung, da der Einsatz von KI effizientere und präzisere Entscheidungen ermöglicht. Allerdings stellt dies auch geltende ethische Prinzipien, rechtliche Konzepte und gängige Routinen, Verfahren sowie die Beziehung zwischen den Akteuren, allen voran Ärzt:innen und Patient:innen, vor Herausforderungen. Angesichts dieses Transformationspotenzials bedarf es innovativer Kontrollmechanismen, die zum einen kontinuierliche Prüfungs- und Reflexionsprozesse ermöglichen, zum anderen aber die erhofften Vorteile eines Systems nicht verhindern. Ziel der folgenden Auseinandersetzung ist es, diese Debatten aufzugreifen und Orientierung bei der Aufgabe zu bieten, KI-Systeme bedarfsgerecht im klinischen Alltag zu etablieren.

Inhaltsverzeichnis

Klinische Entscheidungsfindung mit Künstlicher Intelligenz

Wie KI definiert werden kann, ist Thema zahlreicher Diskussionen. Während beispielsweise die von der EU einberufene High-Level Expert Group on Artificial Intelligence [1] eine sehr umfängliche Definition annimmt, die von symbolischen Expertensystemen bis in Teile der Robotik reicht, wird auf der anderen Seite häufig verkürzt lediglich das Maschinelle Lernen (ML) als primäres Verfahren von KI hervorgehoben [2]. Grundlegend können Computersysteme oder Maschinen dann als künstlich intelligent betitelt werden, wenn sie in der Lage sind, bis zu einem gewissen Grad selbstständig Probleme zu lösen [3]. Der Begriff der „Intelligenz" kann durch seine Nähe zum Menschlichen dabei kritisch hinterfragt werden, da durch ihn falsche Erwartungen an die mit KI verbundene Leistungsfähigkeit entstehen können. Da jedoch das reine Aufhängen an der Definition vermutlich an den Auswirkungen von KI auf unser Zusammenleben kaum einen Einfluss haben wird [4], verstehen wir, ausgehend von der Grundannahme der selbstständigen Problemlösung, im Folgenden KI als Oberbegriff für Systeme, die auf (statistischen) Modellen und solchen Algorithmen basieren, deren Lösungswege nicht fest programmiert sind. So werden sie in die Lage versetzt, Aufgaben und Entscheidungen, für die menschliche Intelligenz erforderlich ist, zu beeinflussen und in einigen Fällen sogar zu übernehmen [5].

KI-Systeme durchdringen durch den wachsenden Einfluss der Digitalwirtschaft und der verbreiteten Nutzung sozialer Netzwerke bereits unseren Alltag. Aber auch zentrale politische Fragen, beispielsweise wie wir mithilfe autonom gesteuerter Fahrzeuge in Zukunft die Mobilität gestalten oder wie sich die Kriegsführung verändert, stehen in engem Zusammenhang mit den Möglichkeiten, die der Einsatz von KI bietet [6].

Kliniken können im Lebensbereich der Medizin zwar in einigen eng umrissenen Gebieten als Innovationstreiber bezeichnet werden, in Bezug auf den Einsatz von KI-basierter Technologie in der Breite geht es jedoch eher zögerlich voran.

© Der/die Autor(en) 2023
D. Samhammer et al., *Klinische Entscheidungsfindung mit Künstlicher Intelligenz*,
essentials, https://doi.org/10.1007/978-3-662-67008-8_1

Dies liegt u. a. an der fehlenden oder lückenhaften Digitalisierung des klinischen Alltags und damit einhergehend der begrenzten Verfügbarkeit von großen Datensätzen zum Trainieren von KI-Modellen, aber auch an der eingeschränkten Übertragbarkeit der datengetriebenen Methoden zur Anwendung auf medizinische Probleme [7]. Gleichzeitig sind die Anforderungen an Präzision, Sicherheit, Zuverlässigkeit, Gerechtigkeit und Nachvollziehbarkeit solcher Systeme ungleich höher als beispielsweise für automatisierte Empfehlungen im Onlinehandel. Dabei bietet KI großes Potenzial für die Medizin, weshalb verschiedene Systeme zunehmend in der Forschung und in Einzelfällen sogar schon in der Praxis Anwendung finden [8, 9].

Von besonderer Relevanz ist der Einsatz als Entscheidungsunterstützungssystem im klinischen Alltag. Gerade in großen Krankenhäusern zeichnet sich Entscheidungsfindung meist durch „[h]och verdichtete Arbeitsprozesse, Überstunden und [einen] konstante[n] Zeitmangel für Patienten- und Angehörigengespräche [aus]" [10, S. 1]. KI-Systeme können bei der korrekten Analyse der zur Verfügung stehenden Patient:innendaten helfen, in einigen Fällen sogar Handlungsoptionen bereitstellen. Dadurch bieten sie die Möglichkeit, Arbeitsprozesse zu erleichtern und Fehler zu vermeiden [11].

In der Praxis werden bereits Systeme zur Bilderkennung in den Fachgebieten Radiologie, Augenheilkunde, Pathologie, sowie auch in der Dermatologie und Gastroenterologie eingesetzt [9]. Mit der Verbreitung von neuronalen Netzen und verwandten Methoden hat Maschinelle Bilderkennung ein Niveau erreicht, auf dem diese Systeme in Teilaspekten menschliche Expert:innen hinsichtlich Präzision übertreffen [12]. Gut etabliert sind auch Medikamenten-Interaktions-Checker. Diese werden bereits in vielen Krankenhäusern und Praxen genutzt, um potenziell gefährdende Medikamentenkombinationen zu identifizieren und Ärzt:innen vor solchen Verordnungen zu warnen. Gegenstand regelmäßiger, kontroverser Diskussionen ist *Watson for Oncology,* der Therapieoptionen für Krebspatienten aus der medizinischen Literatur vorschlägt und als Alternative zur etablierten Methode der interdisziplinären Tumorkonferenz dienen soll [13]. Technisch ähnlich sind die u. a. für die Selbstdiagnose, aber auch zur Unterstützung von medizinischen Expert:innen entwickelten Symptomchecker, unter denen eine Reihe von Programmen verstanden wird, die auf Grundlage der Eingabe von Beschwerden Diagnosevorschläge bereitstellen [14].

Es ist zu erwarten, dass solche KI-Systeme durch die rasante Entwicklung der Sprachtechnologie (Natural Language Processing) weitere Entwicklungsschritte nehmen werden und ganz neue Informationsquellen erschließen können. Datengetriebene Forschung und Entwicklung, die der Förderung von KI in der Medizin dient, beschränkt sich jedoch nicht auf o. g. Fachgebiete und Methoden. Inzwischen hat der Fokus auf ML in vielen medizinischen Forschungsgruppen und Entwicklungsabteilungen der Industrie Einzug gehalten. Daher ist es nur eine Frage der Zeit, bis KI-gestützte Systeme für die klinische Praxis entstehen, sei es als Standalone-Systeme (z. B. Erkennung von Vorhofflimmern mittels Smartwatch), eingebettet in klinische Behandlungspfade (z. B. Chatbots zur Erleichterung der Triage in der Notaufnahme) oder als Teil eines Medizinprodukts (z. B. Zusatzfunktionen von Ultraschallgeräten zur automatisierten Berechnung bestimmter Parameter).

Aufgrund der vielen Einsatzmöglichkeiten in Anamnese, Diagnose und Therapie ist davon auszugehen, dass der Einsatz von KI die klinische Versorgung in Zukunft immer weiter prägen wird. Umso wichtiger ist es, sicherzustellen, dass die Analyse von Gesundheitsdaten bestmöglich zur Verbesserung der Gesundheitsversorgung genutzt wird. Dabei bleiben medizinisch-technische Hürden zu überwinden, um die großen Versprechen der KI, das Gesundheitssystem nachhaltig zu verbessern, auch einzulösen. Diese Aspekte können in diesem Beitrag jedoch allenfalls skizziert werden. Im Vordergrund steht die Gestaltung der Interaktion zwischen Systemen und Menschen sowie der entsprechenden regulatorischen Rahmenbedingungen, um KI-Systeme zur Entscheidungsunterstützung im klinischen Alltag zu etablieren. Ziel ist es, einen Rahmen zu entwerfen, in dem diese neuen Entwicklungen sicher ermöglicht und die technischen Potenziale im Sinne der Patient:innen und Beschäftigten im Gesundheitssystem so weit wie möglich ausgeschöpft werden.

1.1 Anforderungen an den Einsatz von KI im klinischen Entscheidungsprozess

Häufig werden Herausforderungen des Einsatzes von KI-Systemen im Umgang mit Unsicherheit, Undurchsichtigkeit, Bias und potenzieller Diskriminierung der heutigen Algorithmen und Modelle, die ihnen jeweils zugrunde liegen, diskutiert. Die Systeme haben die bereits erwähnte Fähigkeit, Daten zu analysieren und zu interpretieren, verbunden mit der Möglichkeit, Vorschläge bereitzustellen, welche Rückschlüsse aus den vorhandenen Daten gezogen werden können. Dadurch ist der Einsatz dieser Systeme mit dem Potenzial verbunden, Entscheidungen aktiv zu beeinflussen, in einigen Fällen sogar zu ersetzen [15, 16]. Basierend auf dieser Grundannahme ist der potenzielle Schaden hoch, den der Einsatz von KI gerade in klinischen Entscheidungsprozessen mit sich bringen kann. Beispielsweise kann es durch die schlechte Qualität von Daten oder ungeeignete Modellierungen zu fehlerhaften Diagnosen kommen, aber auch ein System, welches seine vorgesehene Funktion zuverlässig ausübt, ist kein Garant dafür, die richtige Entscheidung für die jeweils individuelle Situation bereitzustellen, in der sich Ärzt:innen und Patient:innen befinden [17].

Selbstbestimmung als Leitgedanke
An dieser Stelle kann die Frage gestellt werden, ab wann KI-Systeme überhaupt einen Nutzen für die Gesundheit der Patient:innen bieten. Dabei sollte nicht der Fehler gemacht werden, Gesundheit lediglich als Abwesenheit von Krankheit aufzufassen. Das wird der Komplexität eines derart grundlegenden existentiellen wie gesellschaftlichen Phänomens nicht gerecht [18]. Vielschichtiger erscheint ein Verständnis von Gesundheit, das sie versteht als die Fähigkeit, mit körperlichen oder psychischen Störungen derart umgehen zu können, dass diese weder den Einzelnen noch die Gesellschaft zur Überforderung führen [19]. Gesundheit ist dann nicht nur die Wiederherstellung eines objektiv bezeichneten Zustandes körperlicher oder psychischer Unversehrtheit, sondern ein wesentlicher Teil der Befähigung, auf individueller und sozialer Ebene einen selbstbestimmten Umgang mit Krankheit zu ermöglichen und aufrechtzuerhalten, d. h. Eigenverantwortung und Solidarität zu fördern [20].

Eine Auseinandersetzung mit neuen technischen Behandlungsmethoden fragt demzufolge nicht nur danach, wie gut diese gegen gewisse Krankheiten wirken, sondern auch, wie durch sie die Fürsorge und Gerechtigkeit von Behandlungen verbessert, Schaden vermieden und die Selbstbestimmung aller beteiligten Akteure aufrechterhalten werden kann [21]. Diesem Verständnis folgend darf es nicht darum gehen, neue Technologien willkürlich (nicht) zum Einsatz zu bringen. Es muss gefragt werden, wie wir mit den uns zur Verfügung stehenden Möglichkeiten das Gesundheitssystem bestmöglich gestalten können [22]. Das selbstbestimmte Wohl betroffener Menschen muss daher im Zentrum der Diskussion gesundheitsfördernder und krankheitsverhindernder Maßnahmen stehen. Allein deshalb sollte es bei der Gestaltung des Einsatzes neuer KI-Systeme nicht darum gehen, ob sie in der Lage sind, medizinisches Personal durch Rationalisierung zu ersetzen. Der Fokus muss darauf gerichtet werden, wie das medizinische Umfeld zusammen mit derartigen Systemen gestaltet werden sollte [23].

Orientierung bietet das Ideal, klinische Entscheidungsfindung partizipativ zu gestalten. Als Goldstandard gilt das sogenannte *shared decision-making*. Dabei geht es darum, die Patient:innen gebührend über den Krankheitszustand und die möglichen Therapieoptionen zu informieren und ihnen darüber hinaus (eingebunden in ihren jeweiligen entscheidenden Beziehungskontext, z. B. von Angehörigen) die Möglichkeit zu geben, die eigenen Bedürfnisse bewusst mit in die Entscheidungsfindung einfließen zu lassen und die Entscheidung am Ende auch selbst zu treffen [24]. Hier findet sich das Ideal wieder, Patient:innen auch in Phasen der Krankheit ein Höchstmaß an Selbstbestimmung zu ermöglichen. Die reale Umsetzung ist sehr herausfordernd und erfordert spezifische Kompetenzen von allen Beteiligten. Nicht nur muss das medizinische Personal in der Lage sein, Chancen und Risiken einer bestimmten Therapieoption adäquat und verständlich zu kommunizieren, auch müssen Patient:innen die Möglichkeit bekommen, konkret nachzufragen, falls bestimmte Sachverhalte für die endgültige Entscheidungsfindung unklar sind [25]. Zudem kann das Ideal der partizipativen Entscheidungsfindung im durchrationalisierten klinischen Alltag – vorsichtig formuliert – nicht immer gelingen. Auch wenn es von allen Beteiligten als erstrebenswert angesehen wird, zeigt sich in der Praxis häufig nach wie vor ein paternalistisches Vorgehen [26, 27]. Fragen nach dem Einsatz von KI-Systemen in der Medizin können demnach immer auch dahin gehend reflektiert werden, ob partizipative Entscheidungsfindung gefördert oder behindert wird.

Das System als neuer Akteur

Es gilt zu beachten, dass KI-Systeme in der Klinik auf ein Umfeld stoßen, in dem Entscheidungsfindung bereits ein komplexes Unterfangen darstellt, da beispielsweise Hierarchien eine Rolle spielen können und häufig habituierte Prozesse ablaufen. Das wirft die Frage auf, welchen Einfluss die Fähigkeit der Entscheidungsunterstützung durch KI auf dieses Umfeld hat. KI-Systemen können Aufgaben übertragen werden, die ursprünglich menschliche Akteure mit ihren kognitiven, emotionalen und kommunikativen Fähigkeiten benötigen [28]. In den Systemen interagieren Daten, Algorithmen und Modelle oft auf eine schwer nachvollziehbare Art, die nicht auf entsprechende menschliche Herangehensweisen und Erklärmuster rückführbar ist [29]. Die Systeme sind dadurch in der Lage, Diagnosen zu stellen oder Therapieoptionen zu empfehlen, wodurch sie einen großen klinischen Nutzen mit sich bringen können. Eine konkrete Einschätzung oder Empfehlung eines Systems unterscheidet sich jedoch im alltäglichen Einsatz von der Kenntnisnahme eines Laborwertes mit vorgegebener Interpretation. Es ist anzunehmen, dass mit dem Einsatz von KI den gängigen Interaktionsprozessen innerhalb der Klinik eine Entität zwischengeschaltet wird, die selbst Eigenschaften eines eigenständigen Akteurs besitzt, beziehungsweise der diese zugeschrieben werden. Eine Empfehlung kann schließlich verschiedene Reaktionen hervorrufen: Ihr kann blind gefolgt werden, sie kann hinterfragt werden, sie kann unverständlich sein, Sorgen bereiten sowie mit Kolleg:innen und Angehörigen besprochen werden. Deshalb muss eine Reflexion über die Folgen des Einsatzes von KI-Systemen im klinischen Alltag berücksichtigen, dass sowohl

Patient:innen als auch Ärzt:innen mit den zur Verfügung stehenden Systemen in Interaktion treten, was letztendlich auch deren Beziehung beeinflusst [30]. Dieser Einfluss auf die Interaktion ist nicht nur von der Komplexität der Systeme abhängig. Es geht auch darum, wie die Einschätzungen und Vorschläge der KI dargestellt sind und welchen Einfluss die Systeme damit auf die Nutzer:innen haben. Anstatt nur auf die Leistungsfähigkeit von KI-Systemen zu blicken, ist es zunehmend wichtig, genauer in konkrete Abläufe bei der Nutzung hineinzuschauen. Die verschiedenen Abläufe während der Entscheidungsfindung im klinischen Alltag sind geprägt von normativen Konzepten, wie *Vertrauen, Transparenz und Verantwortung*. Geht man davon aus, dass sich die Interaktion zwischen den beteiligten Akteur:innen durch die Verwendung von KI-Systemen verändert, muss auch der Einfluss auf diese normativen Konzepte Teil der Auseinandersetzung sein.

Allein die Tatsache, dass Patient:innen sich in medizinische Behandlung begeben, weist auf Hilfsbedürftigkeit und Vulnerabilität hin [31]. Patient:innen müssen sich auf das medizinische Umfeld verlassen können und in der Lage sein, dem medizinischen Personal zu *vertrauen*. Es besteht weitestgehender Konsens in der Annahme, dass für eine erfolgreiche Behandlung eine vertrauensvolle Beziehung zwischen den behandelnden Ärzt:innen und den Patien:tinnen unerlässlich ist [32]. Um Entscheidungen an Systeme abzugeben oder sie zumindest davon beeinflussen zu lassen, sollte demnach der Einfluss auf dieses Vertrauensverhältnis reflektiert werden. Einem System Vertrauen entgegenzubringen, ist nicht immer selbstverständlich. Dies gilt besonders, wenn intransparent ist, wie die jeweiligen Entscheidungen des Systems zustande kommen, was durch eine fehlende Standardisierung der Systeme begünstigt wird. *Transparenz* bedeutet aber nicht zwingend, dass jeder Schritt einer Datenanalyse für alle Beteiligten offengelegt werden muss. Vertrauen kann auch dadurch erreicht werden, dass Transparenz in Bezug auf die Frage geschaffen wird, inwiefern die Einschätzungen eines Systems auf ein Umfeld treffen, in dem diese werteorientiert und unter Expertise eingebettet werden [33]. Zudem sollte zumindest der Entwicklungsprozess nachvollzogen werden können sowie grundlegende Informationen darüber zugänglich sein, wie ein System zu seinen Ergebnissen kommt und welche Risiken mit der Anwendung verbunden sind. Nicht alle Nutzer:innen müssen das System im Ganzen verstehen, um ihm zu vertrauen, aber sie sollten wissen, warum sie ihm vertrauen können [34].

Neue Fragen entstehen auch in Bezug auf *Verantwortung*. Zwar werden viele Debatten darüber geführt, ob KI-Systeme als moralische Akteure gelten und somit auch für Fehlentscheidungen verantwortlich gemacht werden könnten. Für den Bereich der Medizin besteht jedoch weitestgehender Konsens darüber, dass die notwendige Sensibilität durch die Vulnerabilität der Anwender:innen dafür spricht, dass diese Debatte in der Praxis in naher Zukunft kaum eine Rolle spielen wird [32]. Trotzdem kann vermutet werden, dass es durch die Vielzahl von Akteuren, die an der Entwicklung und dem Einsatz der Systeme in der Medizin beteiligt sind, zu einer Verantwortungsdiffusion kommen kann. Steigt die Komplexität der Algorithmen an, wird es sowohl für die Anwender:innen als auch für die Enwickler:innen immer schwieriger, deren Resultate vorherzusagen [35]. Durch den wachsenden Einfluss von KI-Systemen besteht so die Möglichkeit einer Verschärfung des sogenannten „Problems der vielen Hände", wenn also mehrere Akteure an einer Entscheidung beteiligt sind und somit auch die Verantwortung für Konsequenzen geteilt wird [36]. Fehler werden jedoch unvermeidbar sein, weshalb Verantwortung im Gesundheitswesen neu gedacht werden muss [37]. Gerade der Umgang mit Verantwortungsdiffusionen ist eine der großen Herausforderungen.

1.2 Forschungsbedarf

Mit diesen Anforderungen im Hintergrund stellt die Etablierung von KI-Systemen als Entscheidungsunterstützung im klinischen Alltag ein komplexes Unterfangen dar, welches aus verschiedenen Perspektiven beleuchtet werden kann. Aus *medizinischer Forschungsperspektive* sind mit Blick auf die Durchführung und das Reporting von klinischen Studien mit KI-Systemen (DECIDE-AI, SPIRIT-AI, und CONSORT-AI) und KI-basierten Vorhersagemodellen (TRIPOD-AI) bereits konkrete Vorschläge gemacht worden [38–40]. Diese sollen sicherstellen, dass die Nachvollziehbarkeit und Transparenz der datengetriebenen Forschung stets gegeben ist, und verfolgen gleichzeitig das Ziel, eine Verbesserung von patient:innenorientierten klinischen Endpunkten zu erreichen. Auch aus *ethischer Perspektive* existiert bereits eine breite Debatte über Prinzipien, die für die Implementierung von KI-Systemen in die Patient:innenversorgung Beachtung finden sollen. Häufig werden dabei geltende Prinzipien der Bioethik – Wohlwollen, Gemeinnützigkeit, Autonomie und Gerechtigkeit – als Maßstab herangezogen und durch das Prinzip der Erklärbarkeit ergänzt [41]. Wie diese Prinzipien jedoch in die Praxis überführt werden können, ist ohne genaueres Wissen über das soziale Umfeld, in das die Systeme integriert werden sollen, schwierig zu beantworten [23]. Ebenso existieren bereits unterschiedliche *rechtliche Vorschläge,* wie mit den Besonderheiten KI-gestützter Entscheidungen normativ umzugehen sei. KI-Systeme erzeugen unvorhersehbare Ergebnisse und sind für die involvierten

Akteure nicht immer ohne Weiteres kontrollierbar. Die Spannbreite diskutierter Lösungen ist daher groß: Teilweise wird die Ansicht vertreten, Änderungen und Anpassungen seien nicht notwendig, das bestehende Haftungs- und Strafrecht sei vielmehr ausreichend. Andere Empfehlungen fordern hingegen die Einführung einer Gefährdungshaftung oder einer Zwangsversicherung. Letztendlich versuchen all diese Ansätze, bestehende Konzepte von Verantwortung auf die Interaktion zwischen Mensch und KI-System zu übertragen [42].

Es gibt demnach Forschungsbedarf bezüglich der realen Anwendungsfelder, in denen KI-Systeme zum Einsatz kommen sollen. Dieser umfasst sowohl die Frage, wie geltende ethische Prinzipien in die Praxis überführt werden können, als auch inwiefern gängige rechtliche Konzepte für diese Entwicklung angebracht sind. Zur Bewertung für die in der Ethik und Rechtswissenschaft vorgeschlagenen Konzepte müssen zunächst Erkenntnisse über die Interaktion von Mensch und System gesammelt und anschließend mit diesen in Zusammenhang gebracht werden. Diese interdisziplinäre Verknüpfung leisten die folgenden Kapitel. In empirischen Studien, in denen Ärzt:innen und Patient:innen teils mit realen, teils mit fingierten KI-Systemen interagieren, wurden neben medizinisch-technischen insbesondere ethische und rechtliche Fragestellungen mittels Interviews untersucht. So können die empirischen Ergebnisse dabei helfen, die theoretischen Konzepte praxistauglich in konkrete Handlungsempfehlungen weiterzuentwickeln. Im Anschluss folgt ein Überblick über die Ergebnisse aus zwei Anwendungsfällen. Daraufhin werden Vorschläge aus Ethik und Recht zusammengestellt, um die Ergebnisse zu erweitern und einzuordnen. Hiervon stellen wir die aus unserer Sicht praktikabelsten heraus, um die Frage zu stellen, wie der Einsatz von KI-Systemen in den klinischen Alltag bestmöglich gelingen kann.

Perspektiven von Patient:innen und des medizinischen Personals – Anwendungsfälle von KI in der Nephrologie

Basierend auf einem klassischen ML-Verfahren wurde eine erste Studie mit einem Entscheidungsunterstützungssystem im Bereich der Nierentransplantation durchgeführt. Bereits in einer Evaluation ohne Proband:innen erzielte das System vielversprechende Ergebnisse für die Vorhersage einer möglichen Transplantatabstoßung, eines Transplantatversagens und einer schweren bakteriellen Infektion bei nierentransplantierten Patient:innen [43]. Um einen Eindruck davon zu gewinnen, ob das ML-System auch in der Praxis einen Mehrwert schaffen kann, wurden insgesamt 14 Ärzt:innen im Rahmen eines Experiments gebeten, zunächst ohne Unterstützung und anschließend mit dem System zusammen Datenpunkte von nierentransplantierten Patient:innen vorherzusagen. Die Ergebnisse dieses kleinen Experiments zeigen, dass das ML-System bessere Vorhersagen treffen kann als die Ärzt:innen. Jedoch verbesserten die Ärzt:innen ihre Vorhersagen nicht zwangsläufig dadurch, dass sie zusammen mit diesem System arbeiteten [43]. Um den Grund dafür genauer zu beleuchten, wurden im Anschluss daran Interviews geführt und ausgewertet, in denen die Ärzt:innen Aufschluss über das Experiment selbst und die Interaktion mit dem ML-System gaben, aber auch über die Themen, welche sie in Bezug zum Einsatz von KI-Systemen in der Klinik insgesamt beschäftigen.

Ein zweites Experiment fand mit einem fingierten KI-System („Mockup") im Rahmen einer Dialysebehandlung von fünf nierenkranken Patient:innen statt. Ziel war es, eine lebensnahe Untersuchung der Interaktion zwischen Menschen und Maschine zu ermöglichen. Fingiert meint hier, dass kein echtes KI-System getestet wurde, wie es im vorherigen Experiment der Fall war. Die Patient:innen bekamen stattdessen ein Interface/eine Software zu sehen, auf dem/der verschiedene Handlungsempfehlungen für ihre Dialyse dargestellt wurden. Während die Patient:innen der Überzeugung waren, dass sie es mit einem KI-System und

D. Samhammer et al., *Klinische Entscheidungsfindung mit Künstlicher Intelligenz*, essentials, https://doi.org/10.1007/978-3-662-67008-8_2

einer KI-gestützten Handlungsempfehlung zu tun hätten, entstammten die Empfehlungen von einer ausgebildeten Dialysepflegekraft, die im Hintergrund die Informationen auf dem Tablet steuern konnte. Sowohl vor als auch nach dem Experiment wurden Interviews mit den Proband:innen geführt und gefragt, welche Einstellung sie zu derartigen Systemen haben und wie sich der Einsatz für sie angefühlt hat. Die Ergebnisse beider Experimente werden im Folgenden zusammengefasst dargestellt.

2.1 KI-gestützte Entscheidungsfindung aus ärztlicher Perspektive

Ich glaube, das System sollte nur ein Mittel sein für den Arzt. (Nephrologin)

Um Aussagen über den Einfluss von KI auf den Prozess der Entscheidungsfindung treffen zu können, muss der Blick zunächst darauf gerichtet werden, wie Entscheidungsfindung im klinischen Alltag überhaupt stattfindet. Danach kann durch die Erfahrungen der Ärzt:innen im vorher beschriebenen Experiment dargestellt werden, welche Einstellungen und Bedürfnisse über den Einsatz von KI im klinischen Alltag geäußert werden.

Entscheidungsfindung ohne KI Die befragten Ärzt:innen konstatieren, dass klinische Entscheidungsfindung stets evidenzbasiert sein soll, bemerken jedoch, dass dieser Anspruch in der Praxis nicht konsequent aufrechterhalten werden kann. Deshalb gehöre zu guten Ärzt:innen nicht nur die Fähigkeit, Daten auszuwerten und einen Überblick über die aktuelle Studienlage zu haben, sondern auch Attribute wie Intuition und Bauchgefühl, die sich Ärzt:innen durch klinische Erfahrung aneignen würden. Zudem wird deutlich, wie wichtig der Austausch mit Vorgesetzten, Kolleg:innen, Pflegepersonal und Patient:innen ist. *Es wird hervorgehoben, dass es in der Verantwortung der Ärzt:innen liegt, möglichst viele Perspektiven in die Entscheidungsfindung einzubeziehen und diese den Patient:innen adäquat zu kommunizieren.* Die Entscheidung würden die Patient:innen am Ende selbst treffen.

Umgang mit KI Aus den Interviews geht hervor, dass die Anwendung des getesteten Systems nicht immer zu einer Arbeitserleichterung geführt hat. Oft berichten die Ärzt:innen davon, zusätzliche Arbeitsschritte vollzogen zu haben, um ein kritisches Bild auf die eigene Einschätzung zu erhalten. Sie scheinen bereit, zusätzlichen Aufwand zu betreiben, um die eigene Einschätzung zu verbessern. Dieser Eindruck bestätigt sich durch den Wunsch der Ärzt:innen, mehr Einfluss auf das zur Verfügung stehende System nehmen zu können. Das System soll demzufolge nicht Entscheidungen für die Ärzt:innen treffen, sondern ihnen ermöglichen, den Prozess der Entscheidungsfindung zu optimieren. *Deshalb ist es den Ärzt:innen wichtig, nachvollziehen zu können, wie KI-Systeme zu ihren Einschätzungen kommen.*

Skepsis Dementsprechend könne es auch nicht darum gehen, Ärzt:innen aus dem Entscheidungsprozess auszuschließen. Vielmehr müssen ihre Bedürfnisse bei der Entwicklung und Implementierung von KI-Systemen berücksichtigt werden. *Die Bedürfnisse von Ärzt:innen zeigen sich jedoch sehr unterschiedlich.* Die vorangegangene Studie lässt die Hypothese zu, dass es jüngeren Ärzt:innen leichter fällt, sich auf ein neues System einzulassen, wodurch sie sich schneller an den Vorschlägen eines solchen Systems orientieren. Andererseits wird gerade von Fachärzt:innen die Sorge geäußert, dass diese schnelle Orientierung an einem KI-System die eigene Erfahrungsbildung behindern kann.

Anforderungen an KI Zwar wird in den Interviews ein Bedürfnis danach geäußert, KI-Systeme für die klinische Praxis zu nutzen, um Entscheidungen effizienter zu treffen, sich abzusichern und dadurch auch Verantwortung leichter tragen zu können. Die endgültige Abgabe von Verantwortung an eine KI wird jedoch als keine realistische Option erachtet. Es wird betont, wie wichtig zwischenmenschlicher Austausch und Erfahrungsbildung sind und dass ein großes Interesse von Seiten der Ärzt:innen darin besteht, *Kontrolle über derartige Systeme auszuüben, um so die Herausforderungen im klinischen Alltag besser meistern zu können* [44].

Zusammengefasst entsteht *Vertrauen* bei den befragten Ärzt:innen zunächst durch Evidenz. Dazu stehen sie vor einer besonderen Herausforderung. Durch die Beteiligung der Patient:innen, und somit durchaus dem Ideal des *shared decision-making* folgend, müssen sie nicht nur in der Lage sein, die Ergebnisse eines KI-Systems zu verstehen, sondern diese auch kontextabhängig zu kommunizieren. Deshalb ist es ein besonderes Bedürfnis der Ärzt:innen, die Ergebnisse eines Systems nachvollziehen zu können, weshalb klare Anforderungen an gewisse Formen von *Transparenz und Kontrolle* geäußert werden. Gängigen Formen des Austauschs und der Erfahrungsbildung soll der Einsatz von KI nicht entgegenstehen. Dies gilt ebenso für die Übernahme von *Verantwortung,* obwohl ein Bedürfnis deutlich gemacht wird, diese leichter tragen zu können.

2.2 KI-gestützte Entscheidungsfindung aus Patient:innenperspektive

Ich hole mir hier mein Leben ab und das meine ich total ernst. Ich kenne einige Patienten, die kotzt es an, herzugehen und haben das nicht geschafft, im Kopf umzudrehen. Ich denke, ohne Dialyse bin ich tot. So. Folglich gehe ich ganz gerne hier hin, was vielleicht ein wichtiger Punkt auch ist. Ich fühle mich hier, in der Dialyse, extrem sicher. Wenn ich aus der Taxe rauskrieche und bin dann hier oben und bin angezogen, dann fühle ich mich sicher wie das Amen in der Kirche, weil ich weiß, hier kann mir kaum was passieren. Es kommt immer irgendein Arzt, der mir helfen kann. (Patient mit Nierenerkrankung).

Da die Dialyse eine Behandlung darstellt, der sich Patient:innen teilweise mehrere Jahrzehnte unterziehen müssen, bietet sie gute Voraussetzungen für die Untersuchung des Einflusses von KI auf die Behandlung und die Beziehung der beteiligten Akteure untereinander. Die Patient:innen befinden sich nicht in einer akuten Notfallsituation, können auf eigene Erfahrungen mit ihrer Krankheit zurückblicken, die sie in die Behandlung einfließen lassen, und gewisse Routinen im Umgang mit ihren Beschwerden entwickeln. So können die Patient:innen einschätzen, wie das vermeintlich angewendete KI-System die Entscheidungsfindung und damit die Beziehung zum medizinischen Personal prägen kann.

Selbstbestimmtheit der Patient:innen *Im Kontext der Dialysebehandlung beschreiben sich die Patient:innen bis zu einem gewissen Grad als äußerst selbstbestimmt und fachkundig.* Beispielsweise berechnen sie häufig selbst, wie viel Flüssigkeit bei der Dialyse dem Körper entzogen werden soll. Darüber hinaus geben sie Auskunft über weitere Faktoren wie den Bluthochdruck und den Kaliumwert, die für eine erfolgreiche Dialysebehandlung ebenfalls von Bedeutung sind, und verweisen damit auf das Wissen über ihre Erkrankung. Auch außerhalb der regelmäßigen Dialyse beschreiben die Patient:innen, sich über ihre Behandlung Gedanken zu machen. Gerade in Bezug auf die Flüssigkeitszufuhr und -ausscheidung im Alltag sowie die Ernährung scheint es ihre Aufgabe zu sein, ein Verhalten zu finden, welches mit der Dialysebehandlung im positiven Einklang steht.

Rolle des medizinischen Personals Die gesamte Behandlung wird vonseiten der Patient:innen im Kontakt mit dem Pflegepersonal beschrieben. Dabei wird betont, dass gerade die Entscheidung der Menge des Flüssigkeitsentzuges zwar maßgeblich von Patient:innenseite mitbestimmt, am Ende jedoch gemeinsam getroffen wird. Das Einstellen der Dialysemaschine, das Einschreiten bei Alarmzeichen und somit der Überblick über die akute Behandlung obliegt ebenfalls dem Pflegepersonal.

Die Rolle der Ärzt:innen wird in der akuten Behandlung eher als passiv beschrieben. Sobald die Patient:innen jedoch Themen ansprechen, die sich außerhalb der routinierten Behandlung abspielen, wird deutlich, wie wichtig sich auch die Beziehung zu den Ärzt:innen gestaltet. Dies zeigt sich beispielsweise, wenn es um den Umgang mit Beschwerden geht, die zusätzlich zur Nierenerkrankung auftreten. Es wird berichtet, dass Ärzt:innen die Risiken einschätzen, falls es Komplikationen gibt. Außerdem würden sie zu Rate gezogen, wenn das Pflegepersonal oder Patient:innen bei einem Problem nicht mehr weiter wissen. In all diesen Fällen wird den Ärzt:innen ein hohes Maß an Expertise zuerkannt. *Dies führt dazu, dass dem medizinischen Personal insgesamt ein hohes Maß an Vertrauen und Ansehen zugesprochen wird und auch die Verantwortung am Ende den Pflegekräften und Ärzt:innen zukommt.*

Einstellung gegenüber KI Die befragten Patient:innen geben eine große Offenheit für den Einsatz von KI während der Dialysebehandlung zu erkennen. Der Einbezug und die Analyse weiterer Daten während der Behandlung wird mit der Hoffnung verbunden, den Flüssigkeitsentzug exakter berechnen zu können und so Nebenwirkungen der Dialysebehandlung zu vermeiden. Auch wird die Chance gesehen, den Behandlungsprozess selbstbestimmter zu gestalten. Abgesehen davon wird der KI jedoch nicht das Potenzial zugesprochen, die Behandlung im Gesamten zu verändern. *Gerade die Beziehung zum Pflegepersonal und die Möglichkeit, sich bei Fragen abseits der Routine an Ärzt:innen wenden zu können, erscheint als Voraussetzung für einen sicheren und vertrauenswürdigen Einsatz des KI-Systems.*

Bedürfnisse und Wünsche Den Patient:innen ist es wichtig, dass die Kontrolle über den Einsatz von KI-Systemen beim Menschen bleibt. Auch mithilfe eines KI-Systems sollte die Entscheidung, wie viel Flüssigkeit bei der Dialysebehandlung entzogen wird, in Kooperation zwischen den Patient:innen und dem Pflegepersonal getroffen werden. Die Entscheidungshoheit über den Einsatz des Systems im Ganzen sollte den Patient:innen nach bei den Ärzt:innen liegen. Sie sollten auch stets in der Lage sein, die Einschätzungen des Systems zu verstehen, einzuordnen und den Patient:innen ohne die Verwendung zu vieler technischer Details nahe zu bringen. *Dass dies nicht immer auf Anhieb möglich ist, scheint den Patient:innen bewusst zu sein, weshalb sie Schulungen für das medizinische Personal fordern, um die Kontrolle über die KI-Systeme sicherzustellen* [45].

Zusammengefasst beschreiben die befragten Patient:innen neue KI-Systeme in der Dialyse als Möglichkeit, Selbstbestimmung zu fördern und eine effizientere

Therapie sicherzustellen. Gleichzeitig wird die besondere Beziehung zum Pflege-personal und den Ärzt:innen beschrieben, denen aus Sicht der Patient:innen die *Kontrolle* über die KI zugesprochen werden muss. Somit würde sich die Bezie-hung zwischen Ärzt:innen und Patient:innen kaum verändern. Jedoch steigen die Anforderungen an das medizinische Personal, da dieses in die Lage versetzt werden muss, die zur Verfügung stehenden Systeme zu verstehen, um die Pati-ent:innen adäquat *aufzuklären, Verantwortung* übernehmen zu können und einen *vertrauensvollen Einsatz* sicherzustellen.

2.3   Rückschlüsse aus der Empirie

Ich glaub, KI ohne 'nen Arzt wird nicht funktionieren. Das seh ich jetzt nicht kom-men. Ich weiß nicht, ob wir das erleben werden. Ich sag mal jetzt einfach: Nein. Oder nur ganz begrenzt. Am Ende sitzt da halt immer 'n Arzt. Der trifft 'ne Entscheidung aufgrund von Lehrbüchern, die er gelesen hat, aufgrund von Vergleichsfällen, auf-grund von Bauchgefühl und aufgrund von 'nem Algorithmus, der ihm hilft, auf Dinge zu stoßen. (Nephrologe)

Ich hatte ja beim letzten Mal auch schon gesagt, dass die KI vielleicht schon meine erste Prognose stellen könnte, bevor dann der Arzt mit reingezogen wird. Das dauert ja manchmal so ein bisschen. Gerade, wenn viel zu tun ist auf den Stationen. Aber ich glaube auch immer noch, dass die Pfleger ja auch einen gewissen Erfahrungswert und Menschenverstand haben. Ich würde immer sagen, das ist so ein Zusammenspiel von allem, von beiden Seiten oder von den drei Seiten. (Patientin mit Nierenerkrankung)

Wenn KI-Systeme nicht adäquat in bereits bestehende Arbeitsroutinen eingeführt werden, können sie die Situation verkomplizieren und das Kommunikationsver-hältnis zwischen dem medizinischen Personal und den Patient:innen behindern [46]. Der Bezug zu den empirischen Studien kann dabei helfen, Fragen nach Ver-trauen, Transparenz und Verantwortung konkret auf die Erfahrung der Akteure zu beziehen und so Aufschluss darüber geben, wo Maßnahmen zur Steuerung des Einsatzes von KI im klinischen Alltag ansetzen müssen.

Einem System zu vertrauen, wird in den dargelegten empirischen Studien vor allem davon abhängig gemacht, dass dieses evidenzbasiert sein muss. Das lässt bereits erste Rückschlüsse zu. Medizinisches Personal würde ein System nur einsetzen, wenn es in prospektiven klinischen Studien getestet wurde. Evi-denzbasierte Medizin bezieht sich aber nicht nur auf die durch wissenschaftliche Standards festgestellte Wirksamkeit der jeweiligen Medizinprodukte, sondern auch darauf, diese bestmöglich mit der Expertise des medizinischen Personals in Verbindung zu bringen [47]. Um Vertrauen zu schaffen, muss das medizinische Personal Systeme derart verstehen können, dass alle Beteiligten in der Lage sind, zusammen mit dem System die bestmögliche Entscheidung zu treffen.

Deshalb sind Bedürfnisse nach Transparenz von großer Bedeutung, die in den Studien vor allem unter dem Begriff der Nachvollziehbarkeit verhandelt werden. Zwar wird unter Nachvollziehbarkeit im technischen Sinne der Versuch verstanden, eine größtmögliche algorithmische Transparenz herzustellen [48]. In den Interviews erscheint sie jedoch eher als die Notwendigkeit, ein grundlegendes Verständnis über die Systeme zu ermöglichen. Es geht demnach nicht um die Offenlegung der sogenannten „Blackbox"[1], sondern um ein Verständnis darüber, wie ein System zu seinen Einschätzungen kommt. Auch wenn es prinzipiell möglich ist, durch Menschen interpretierbare Erklärungen bereitzustellen, so stünde der Aufwand beim heutigen Stand der Technik in keinem Verhältnis. Anders gesprochen sind die Systeme heute deshalb oft so mächtig, weil sie „eigene" Muster in den Daten erkennen, beispielsweise bei der Krebsdiagnose in MRT-Scans, ohne dass die Bilder vorher durch Expert:innen eigens ausgezeichnet und mit Erklärungen versehen werden müssten, die die Systeme dann lernen. Die Ergebnisse eines KI-Systems zumindest ansatzweise nachvollziehbar zu gestalten, ist trotzdem möglich [47], aber herausfordernd, da dies mit einer Reihe technischer Dokumentationen einhergeht, beispielsweise der Beschreibung des exakten Entwicklungsansatzes, der Trainingsdaten, des Parameter-Tunings oder der Fragen, wie einzelne Variablen definiert sind, welche Methodik angewandt wurde und in welchen Perioden Updates der Systeme zur Verfügung stehen [40]. Zudem stellt sich die Frage, wie ein System Einschätzungen visuell verständlich darstellen kann und dabei alle relevanten Informationen für die jeweilige Einschätzung zugänglich macht [50]. Dabei bleibt offen, wie viel Einfluss die Anwender:innen auf die Empfehlung des jeweiligen Systems haben sollten. Mit zunehmender Einflussnahme auf die Systeme kann sich gerade die Verantwortungszuschreibung verkomplizieren [51], weshalb klare Vorgaben für die Handhabung unerlässlich sind.

Verantwortung spielt in den Studien jedoch nicht nur im Kontext der aktiven Anwendung der Systeme eine Rolle, sondern auch im Anspruch der adäquaten Aufklärung und Betreuung von Patient:innen. Aufklärung steht ebenfalls mit Haftungsfragen in Verbindung. Gute Betreuung setzt die adäquate Anwendung der Systeme voraus, sowie die angemessene Kommunikation der durch

---

[1] Der Begriff der „Blackbox" nimmt in der Diskussion über KI eine wichtige Funktion ein. Meist wird mit der Verwendung das Problem beschrieben, durch die Art der Programmierung (oder des Trainings) eines KI-Systems dessen Verhalten nicht verstehen zu können. Damit steht der Begriff für die technischen Mechanismen, die einem System zugrunde liegen [49].

sie produzierten Ergebnisse [52]. Es ist Aufgabe des medizinischen Personals, die Patient:innen darüber aufzuklären, wieso ein bestimmtes System verwendet wird und welche Risiken damit verbunden sind. Zudem wird in den Studien betont, dass es unangebracht wäre, Patient:innen mit den bloßen Ergebnissen einer KI-Anwendung zu konfrontieren, und die Patient:innen selbst lehnen es ab, mit zu vielen technischen Details aufgeklärt zu werden. Es liegt nach wie vor in der Verantwortung des medizinischen Personals, die Ergebnisse eines KI-Systems für die Patient:innen zu interpretieren und einzuordnen. Im Gegensatz zur oben diskutierten Forderung, die Blackbox zu öffnen, kann beispielsweise ein zweites System – ein „Erklärsystem" – gebaut werden, welches dann das Ergebnis (Diagnose, Empfehlung o. Ä.) erklärt, aber eben nicht den algorithmischen/technischen Weg, auf dem das eigentliche System zu dem Ergebnis kam.

Den Ergebnissen der Studien zufolge muss das medizinische Personal klare Kontrollansprüche über KI-Systeme erheben, um der ihm zugeschriebenen Verantwortung gerecht zu werden, diese bestmöglich in die bereits bestehenden Prozesse der Entscheidungsfindung zu integrieren. Dieser Prozess wird in den Studien auch ohne KI bereits als äußerst interaktiv und kommunikativ beschrieben. Der Einsatz von KI sollte demnach so gestaltet sein, dass ein aktiver Austausch der Beteiligten untereinander nicht behindert wird. Vielmehr ist davon auszugehen, dass der Austausch erweitert und gefördert werden muss. Beispielsweise scheint es schlüssig, dass bei auftretenden Unsicherheiten bei der Interpretation der Ergebnisse eines Systems andere Akteure mit in die Entscheidungsfindung einbezogen werden, um Fehlern vorzubeugen [53]. Es kann sogar damit gerechnet werden, dass weitere Akteure an dem Geschehen beteiligt werden müssen als nur medizinisches Personal und Patient:innen. Gerade Anforderungen, die Ergebnisse eines KI-Systems nachvollziehbar zu gestalten, werden es notwendig machen, das medizinische Personal mehr in die Entwicklung der Systeme einzubeziehen [54], auch um die Vielzahl an Bedürfnissen zu berücksichtigen, die sich in den Studien bereits durch die unterschiedliche Nutzung der Systeme von Assistenzärzt:innen und Fachärzt:innen andeutet. Und da auch Patient:innen im akuten Entscheidungsprozess mit KI-Systemen interagieren werden, wird auch deren Perspektive für die Entwicklung von Bedeutung sein.

Der bestmögliche Einbezug der Patient:innen findet dabei auf mehreren Ebenen statt. Hinsichtlich der vorliegenden Patient:innenstudie kann zunächst der Rückschluss gezogen werden, dass die Einstellung der befragten Patient:innen gute Voraussetzungen für shared decision-making bietet. Insofern die Einschätzung des Systems die Behandlung wahrnehmbar verbessert, stehen sie dem System offen gegenüber und geben durch ihr Interesse an der Behandlung auch zu erkennen, Entscheidungen selbstbestimmt treffen zu wollen. Dennoch kommt in den Interviews mit Patient:innen ebenfalls die enge Beziehung zum Pflegepersonal zum Vorschein sowie das hohe Ansehen Ärzt:innen gegenüber und deren Bedeutung, gerade wenn die Behandlung abseits der Routine verläuft.

Auch hier gilt es, KI-Systeme im Zusammenhang mit der Beziehung der Patient:innen zum gesamten medizinischen Personal zu betrachten. Gerade durch die Möglichkeit von KI, Entscheidungsfindung partizipativer zu gestalten, scheint die Beziehung intensiviert werden zu müssen. Denn auch für Patient:innen ist es von großer Bedeutung, dass die Kontrolle über die Behandlung in der Routine beim Pflegepersonal und im Gesamten bei den Ärzt:innen verbleibt. Auch die Verantwortung für den Einsatz eines neuen Systems und dessen Folgen wird von den Patient:innen beim medizinischen Personal gesehen. Ohne den Einbezug des medizinischen Personals wird es letztendlich schwierig sein, Vertrauen in neue KI-Systeme zu generieren.

Ethische Reflexion 3

In Anbetracht der Chancen, die sich aktuell durch den Einsatz von KI in der Klinik bereits abzeichnen, gilt es zunächst, diese in eine ethische Reflexion einzubeziehen. Es sollte ein Rahmen geschaffen werden, um Systeme zu etablieren, welche die Befähigung im Umgang mit Krankheiten begünstigen. Die Frage, die gestellt werden muss, ist demnach, wie Gesundheitsförderung, d. h. eine möglichst hohe Selbstbestimmung und Autonomie auch in Phasen der Krankheit, durch den Einsatz neuer KI-Systeme gelingen kann. Dabei kann das Konzept des shared decision-making als Ziel formuliert werden. Vertrauen, Transparenz und Verantwortung sind Voraussetzungen für diese Gestaltung und stehen in engem Zusammenhang mit Kontrollansprüchen über die zur Verfügung stehenden Systeme. Die empirischen Studien verdeutlichen, wie wichtig es ist, den sozialen Kontext nicht zu vernachlässigen, in den KI-Systeme eingebettet werden sollen. Zudem wird deutlich, dass den beteiligten Akteuren Raum gegeben werden sollte, aktiv an der Implementierung beteiligt zu sein. Deshalb wird im Folgenden auf Grundlage der Rückschlüsse aus der Empirie das bisher kaum in der medizinischen Domäne angewandte Konzept der *Meaningful Human Control* (MHC) vorgestellt, das vielversprechende Gedanken für den praxisbezogenen Umgang mit Herausforderungen bereithält, der sich durch den Einsatz von KI zur Entscheidungsfindung ergibt. Daran anschließend kann aus den vorangegangenen Überlegungen die Frage gestellt werden, wie Partizipation im gesamten Prozess der Etablierung und des Einsatzes von KI im klinischen Alltag neu gedacht werden kann.

© Der/die Autor(en) 2023
D. Samhammer et al., *Klinische Entscheidungsfindung mit Künstlicher Intelligenz*, essentials, https://doi.org/10.1007/978-3-662-67008-8_3

3.1 Möglichkeiten bedeutsamer Kontrolle

Ich hab ja häufig eher stärker entschieden, tendenziell eine höhere Wahrscheinlichkeit für den Infekt oder für den Transplantatverlust angenommen, weil mich das dann dazu bringt, engmaschigere Kontrollen zu machen. Und das würde ich auch anhand dieses KI-Systems nicht ändern, selbst wenn das KI-System mir dann Entwarnung gibt und sagt, das ist eher weniger wahrscheinlich, würde mein Bauchgefühl schon überstimmen. Und letztendlich tun ja diese Kontrollen nicht weh, die sind nur ein bisschen zeitaufwendig. KI in der Behandlung von Patienten würde ich wahrscheinlich nur aktiv nutzen, wenn es mir die Daten besser aufbereitet, besser visualisiert und sehr hohe, große Datenmengen, die nicht zu überblicken sind, nachvollziehbar aufbereitet. (Nephrologin)

Wie in den zwei angeführten Studien ersichtlich wird, stellen Ärzt:innen Kontrollansprüche an die zur Verfügung stehenden Systeme, um den bereits bestehenden Anforderungen der Entscheidungsfindung und der damit einhergehenden Verantwortung gerecht zu werden. Auch aus Patient:innenperspektive wird deutlich, wie wichtig es ist, die Verantwortung des medizinischen Personals nicht in Gänze auf Patient:innen oder das System zu übertragen und für eine adäquate Aufklärung zu sorgen. Obwohl KI-Systeme Patient:innen mehr Kontrolle über ihre Behandlung ermöglichen können, sollte die Beziehung zum medizinischen Personal durch den Einsatz von KI nicht abnehmen, sondern weiterhin Sicherheit und Orientierung bei der Behandlung bieten. Aufbauend auf dieser Schlussfolgerung werden in diesem Kapitel Vorschläge angeführt, wie die bisherigen Ergebnisse in diesem Sinne erweitert werden können. Dafür wird zunächst auf das Konzept der MHC zurückgegriffen. Dieses hat seinen Ausgangspunkt in der Diskussion um automatisierte Waffensysteme und dem Gedanken, dass letztendlich Menschen Kontrolle über und damit Verantwortung für Entscheidungen, die von KI-Systemen beeinflusst sind, zukommen sollte [55]. Für den Bereich der Medizin ist das Konzept aktuell noch nicht in Gänze ausgearbeitet, bietet jedoch viele Anknüpfungspunkte.

Die erste Frage, die sich mit Blick auf MHC stellt, ist die Erweiterung menschlicher Kontrolle durch das Adjektiv „meaningful". Wieso genügt es nicht, menschliche Kontrolle im klassischen Sinne zu ermöglichen? Eine treffende Antwort darauf geben Horwitz und Scharre (2015) mit einem anschaulichen Beispiel:

One way to think about what is captured by the term 'meaningful' is by thinking about what it excludes. Consider a person who sits in a room and is supposed to press a button every time a light bulb in the room goes on. If the person does this as instructed, and a weapon fires each time the person presses the button, a human has fired the weapon, but human control over the weapon is far from meaningful. [56, S. 10]

Gerade Entscheidungen mit hoher moralischer Tragweite sollten nicht in Gänze an Systeme delegiert werden [57]. Im Bereich der Medizin, in dem Entscheidungen mindestens Einfluss auf die Lebensqualität der Patient:innen haben und es nicht selten um deren Überleben geht, kann dieser Grundsatz ebenfalls geltend gemacht werden [58]. Bezogen auf Kontrolle reicht es nicht aus, ein System einfach nur bedienen zu können. Es muss auch verstanden werden, welche Folgen die Verwendung des Systems mit sich bringt. Im angeführten Beispiel wird deutlich, welche Voraussetzung für eine bedeutsame Kontrolle fehlt. Die Person im Raum müsste auch die Möglichkeit haben, sich zu entscheiden, ob der Knopf gedrückt werden soll oder nicht, selbst wenn die Glühbirne leuchtet. Die Entscheidung, ob die Waffe abgefeuert wird oder nicht, obliegt sonst nicht der Person selbst. Eine aktive Entscheidung zu treffen, würde jedoch voraussetzen, dass die Person nicht nur über die Funktionsweise des Systems Bescheid weiß, sondern auch über den Kontext, in dem das System operiert, zusammen mit den Folgen, die sich durch die Verwendung im jeweiligen Kontext ergeben. Als Grundvoraussetzung für MHC kann demnach hervorgehoben werden, dass die Entscheidung mit einem KI-System immer eine *informierte* Entscheidung sein sollte. Die Menschen, die zusammen mit dem System Entscheidungen treffen, müssen sich über die Möglichkeiten und Grenzen im Klaren sein, die das jeweilige System bietet [57].

„Meaningful" meint im Sinne der MHC also tatsächlich „bedeutsam" und verweist auf eine kontextsensible Herangehensweise, um den Einsatz von KI-Systemen zu gestalten. Demnach muss es mindestens eine Person im Entwicklungs- oder Nutzungskontext geben, welche die Fähigkeiten des Systems kennt und dessen Auswirkungen auf die Umwelt einschätzen kann, bzw. muss sichergestellt sein, dass die verwendeten Systeme ausreichend getestet und die Nutzer:innen dafür ausgebildet sind, diese auf adäquate Weise zu verwenden [56]. Was jedoch in einer akuten Entscheidungssituation in der Klinik bedeutsam ist und was nicht, ist selten eindeutig. Gerade im medizinischen Bereich ist die Fähigkeit, neue und unerwartete Kontexte, beispielsweise durch die Eigenheiten von Patient:innen oder einer unerwarteten Kombination verschiedener Krankheitsbilder und Notlagen, einschätzen zu können, eine fundamentale Anforderung an medizinische Expert:innen. Diese Fähigkeit kann nur durch ein hohes Maß an fachspezifischem Wissen und langjähriger Erfahrung erlangt werden [22]. Ein derartiger Anspruch an Expert:innen wird mit dem Einsatz von KI-Systemen nicht verschwinden. Ganz im Gegenteil zeigt das Konzept der MHC die Notwendigkeit, Expertise zusammen mit den zur Verfügung stehenden Systemen auszuüben und zu erweitern [59]. Es sollte die Möglichkeit geben, die eigene Expertise gewinnbringend zusammen mit dem Einsatz von KI-Systemen einzubringen, eventuell sogar neue Erfahrungen durch die Interaktion mit dem System zu generieren. Es geht also darum, die Interaktion zwischen Systemen und Nutzer:innen in den Fokus der Frage nach Kontrolle zu rücken.

Zudem steht MHC in engem Zusammenhang mit der Forderung, Verantwortungszuschreibung so zu denken, dass diese auch mit dem Einsatz von teilweise autonom entscheidenden Systemen nachvollziehbar möglich ist [55]. Zentrales Problem der Verantwortungszuschreibung ist die Frage danach, ob es angemessen ist, die Verantwortung Nutzer:innen zuzuschreiben, die ein bestimmtes System bedienen, obwohl sie es nicht auf adäquate Art und Weise verstehen. Auf der anderen Seite scheint es ebenfalls problematisch, die Entwickler:innen der Systeme, die zwar ein detaillierteres technisches Verständnis, jedoch kaum Einfluss auf die tatsächliche Anwendung im jeweiligen Kontext haben, verantwortlich zu machen. MHC bietet eine Möglichkeit, Verantwortung denjenigen zuzuschreiben, denen bedeutsame Kontrolle über ein System zugesprochen werden kann [59], um so dem Problem der Verantwortungsdiffusion zu begegnen. Jedoch werden kaum generalisierbare Aussagen darüber getätigt werden können, wie allgemein mit KI-Systemen in der Klinik in Interaktion zu treten ist. Vielmehr kommt es auf den Kontext der Interaktion mit dem System und deren Ausgestaltung an.

3.2   Voraussetzungen bedeutsamer Kontrolle

Das Konzept der MHC schafft Möglichkeiten, ist jedoch auch voraussetzungsvoll. Da mit einem gewissen Grad an Autonomie der Systeme auch eine höhere Komplexität einhergeht, stellt sich die Frage, wie ein Verständnis über und eine gewinnbringende Interaktion mit KI-Systemen sichergestellt werden kann. So muss nachvollzogen werden können, wie ein System zu seiner Entscheidung gelangt, um sicherzugehen, dass es den jeweiligen Anforderungen gerecht wird und im Zweifelsfall die Möglichkeit besteht, zu intervenieren. Aus diesem Grund steht MHC auch in Zusammenhang mit der Frage der Erklärbarkeit [60]. Ohne die Möglichkeit, die Ergebnisse eines KI-Systems erklärbar zu gestalten, wird Individuen die Option verwehrt, bedeutsam Einfluss auf Entscheidungsprozesse zu nehmen, was nicht nur die Partizipation an den Entscheidungen gefährdet, sondern auch die Selbstbestimmung der Menschen, auf die durch ein KI-System Einfluss genommen wird [61].

Erklärbarkeit wird oft als Schlüssel zur Lösung des Problems der sogenannten „Blackbox-Algorithmen" genannt, um den Mangel an Transparenz zu beheben und Vertrauen und Sicherheit zu schaffen [48], setzt jedoch auch hohe Anforderungen an das Individuum, das nicht nur das System in gewisser Hinsicht verstehen, sondern die Verwendung dieses Systems mit den eigenen Zielen in Verbindung bringen muss [62]. Deshalb kann es nicht darum gehen, jeden Analyseschritt eines Systems für alle Beteiligten transparent zu gestalten, da davon auszugehen ist, dass nicht alle Beteiligten das technische Know-how dafür besitzen und bei steigender Komplexität der Systeme selbst die Entwickler:innen nicht jeden Schritt der Analyse nachvollziehen können [63].

Die Frage, wie es technisch möglich sein kann, die Rückschlüsse eines KI-Systems erklärbar darzustellen, ist durchaus von Bedeutung. Dabei darf jedoch nicht vergessen werden, dass Erklärbarkeit auch eine deutliche soziale Komponente aufweist [64]. Beispielsweise sind die Entscheidungen während des Entwicklungsprozesses bereits wertebasiert. Entwickler:innen benötigen ein Problembewusstsein, um ein System für einen bestimmten Zweck zu entwickeln. Jede Entscheidung, die Art und Weise betreffend, wie ein System programmiert und mit welchen Daten es trainiert wird, ist eine von Menschen getroffene [65]. Um Erklärbarkeit zu erlangen, reicht es demnach nicht aus, nur nach technischen Möglichkeiten der Darstellung von Ergebnissen zu fragen. Auch die menschliche Aktion hinter dem System kann durch aktiven Austausch mit Entwickler:innen transparent gestaltet und sogar beeinflusst werden, wenn sie mit den Akteuren des jeweiligen sozialen Umfelds in Kontakt treten. Was eine Erklärung genau ausmacht, und welche Erklärungen angebracht sind, ist Thema zahlreicher Debatten über den Umgang mit KI-Systemen [66]. Klar ist, dass Erklärbarkeit nicht einfach von Entwickler:innen bereitgestellt werden kann, sondern im Austausch mit den beteiligten Akteuren entstehen und aufrechterhalten werden muss [67].

Zusammengefasst erweitert das Konzept der MHC eine klassische Betrachtung von Kontrollierbarkeit durch einen stärkeren Fokus auf den Kontext, in dem die Systeme zum Einsatz kommen. Es steht in Verbindung mit der Forderung, die Interaktion zwischen System und Mensch in den Blick zu nehmen, Verantwortungszuschreibung neu zu denken und dabei den gesamten Prozess der Entwicklung und Etablierung der Systeme in die Betrachtung einzubeziehen [68]. Beim Konzept der MHC geht es demnach um mehr als die direkte Kontrolle über ein System. *Es geht um die Verantwortung, ein soziotechnisches Umfeld angemessen zu gestalten, Technik also nicht allein, sondern im Kontext der Individuen und Organisationen zu betrachten, in dem sie Anwendung findet* [69]. Darüber hinaus bedeutet eine soziotechnische Reflexion auch, jeglichen Phasen des Einsatzes neuer Systeme, von der Entwicklung über die Implementierung bis hin zur kontinuierlichen Überprüfung des Einsatzes, Beachtung zu schenken [59, 70]. Dass bei der Entscheidungsfindung in der Klinik neben dem medizinischen Personal auch Patient:innen mit in die Diskussion einbezogen werden müssen, erschließt sich bereits aus den Ausführungen zur partizipativen Entscheidungsfindung. Der soziale Kontext kann jedoch weitergedacht werden. Es erscheint unangebracht, moralische Entscheidungen im Gesundheitsbereich im Ganzen auf Systeme zu übertragen, zugleich aber auch unfair, die Nutzer:innen allein durch die Verwendung für Folgen verantwortlich zu machen [71]. Verantwortung beginnt bereits bei politischen Entscheidungsträger:innen und den Hersteller:innen der Systeme. Schon bei der Regulation und der Entwicklung muss sichergestellt sein, dass Systeme auf den soziotechnischen Kontext ausgerichtet sind, in dem sie zum Einsatz kommen sollen [72].

3.3   Gestaltung eines partizipativen Prozesses

Durch den Bezug zum Ansatz der MHC besteht die Forderung, Kontrollansprüche und damit auch die Zuschreibung von Verantwortung neu zu denken. Durch die Herausforderung, KI-Systeme erklärbar zu gestalten, werden sich Entwickler:innen nicht nur auf die Performanz ihrer Systeme verlassen können, sondern den Mehrwert der Systeme in Zusammenhang des Anwendungskontextes bringen müssen [73, 74]. Diese Forderung wird bereits in verschiedenen Vorschlägen zu Maßnahmen für den Einsatz von KI-Systemen aufgegriffen, wobei stets deutlich gemacht wird, den Fokus auf die Anwender:innen zu setzen [23, 75, 76]. Deshalb muss auch die Entwicklung und Herstellung in die Ausgestaltung eines regulatorischen Rahmens mit einbezogen werden. Mehr noch, die Anwender:innen der Systeme müssen mit in den Entwicklungsprozess eingebunden werden [75, 77].

Bei all dem dürfen jedoch die Eigenarten von KI-Systemen nicht in den Hintergrund geraten. Selbst wenn die Etablierung eines Systems gelingt, wird es zu Situationen kommen, in denen unvorhergesehene Fehler entstehen, mit denen ein Umgang gefunden werden muss. Es benötigt eine ständige Evaluation vor, während und nach der Implementierung. Gerade Systeme, die ihre zugewiesenen Aufgaben mit einem hohen Grad an Autonomie ausführen, müssen dauerhaft kontrolliert und optimiert werden, was den Fokus von einer Prozesskontrolle eher hin zu einer Erfolgskontrolle verschiebt [75]. Deshalb sollte ein regulatorischer Rahmen Maßnahmen berücksichtigen, die auch nach der Implementierung der Systeme Austausch und Partizipation an der kontinuierlichen Ausgestaltung ihres Einsatzes ermöglichen, um eine Gestaltung über reine Prinzipien hinaus zu ermöglichen [78]. Dadurch erschließen sich neue Sichtweisen, beispielsweise auf das Konzept der Vertrauenswürdigkeit. Durch die Unvorhersehbarkeit und Undurchsichtigkeit von KI ist deren Einsatz stets mit Risiken verbunden. Somit sind gerade KI-Systeme prädestiniert dafür, Vertrauen auch zu enttäuschen und durch Intransparenz Misstrauen zu erzeugen [79]. Vertrauen muss demnach aufrechterhalten, manchmal sogar wiederhergestellt werden. Anstatt dieses Wesensmerkmal der Etablierung von KI als Mangel zu verstehen, kann es im Sinne der MHC als Teil des Prozesses gesehen werden, der dauerhaft zur Kontrolle der Systeme beiträgt. Aufkommendes Misstrauen kann genutzt werden, um Vertrauen wiederherzustellen. Dafür muss es jedoch die Möglichkeit geben, auch Misstrauen den Systemen gegenüber äußern zu können, genauso wie Enttäuschung über Fehlleistungen und Schaden, der durch den Einsatz verursacht wurde. Diesbezüglich benötigt es Räume, in denen Austausch über Erwartungen und Erfahrungen stattfindet [80]. Vertrauen sollte demnach auch im soziotechnischen Kontext verstanden werden. Einerseits braucht es gewisse Formen von Transparenz und Erklärbarkeit, um Vertrauen in der direkten Interaktion mit KI-Systemen herzustellen. Das medizinische Personal und Patient:innen müssen jedoch auch den Entwickler:innen vertrauen, welche die Systeme herstellen, und andersherum müssen Entwickler:innen darauf vertrauen können, dass die Systeme richtig angewendet werden, und selbst offen für Feedback der Nutzer:innen sein [33]. Zudem muss es auch nach der Implementierung eines KI-Systems die Möglichkeit geben, Eingriffe und Veränderungen an diesem vorzunehmen, gerade auch um vulnerable Personengruppen zu schützen [81].

Ähnliches kann für die Frage konstatiert werden, wie mit der Verantwortungsdiffusion umgegangen werden soll, die durch den Einsatz von KI-Systemen zu erwarten ist. Diskutiert wird, ob durch den Einsatz von KI Situationen entstehen, in denen kein Akteur die Verantwortung für Fehler zu tragen scheint, oder ob sich die Verantwortungszuschreibung übertragen lässt [37, 82]. Damit wird das Ziel verfolgt, potenzielle Verantwortungslücken zu vermeiden, also Situationen, in denen kein Akteur rechtlich oder moralisch für Fehler verantwortlich gemacht werden kann. Abgesehen davon könnte jedoch auch die Frage gestellt werden, wie mit der zu erwartenden Verantwortungsdiffusion so umgegangen werden kann, dass entstehende Lücken dafür genutzt werden, den Umgang mit Verantwortungsdiffusion zu überdenken und anzupassen [83]. Auch hier gilt es, den Anwender:innen der KI-Systeme die Möglichkeit zu geben, ihre Erfahrungen zu teilen und sicherzustellen, dass Kritik an den richtigen Stellen Gehör findet.

Einerseits müssen die Rollen aller Akteure und deren Verantwortung im gesamten Prozess klar definiert sein [68]. Andererseits sorgt der notwendige Umgang mit Unsicherheiten ebenfalls für die Erfordernis eines kontinuierlichen Austausches, um den Prozess stetig flexibel weiter gestalten zu können und aus Fehlern zu lernen. Auch hier gilt es, Akteure miteinander zu vernetzen und Räume der Deliberation zu schaffen (Patient:innen, Angehörige, Ärzt:innen, Pflegepersonal, Entwicklung). Dabei sollten bereits bestehende Strukturen genutzt werden, beispielsweise bereits vorhandene Steuerungsmechanismen in Kliniken [84].

Rechtliche Konkretisierung

4

> Natürlich, die gefühlte Verantwortung wird sicherlich übertragen. Also man beruft sich dann auf ein Programm. Ich glaube die rechtliche oder bestehende Verantwortung nicht, aber die gefühlte Verantwortung ist wahrscheinlich abgegeben. (Nephrologe)

> Die KI übernimmt da schon eine gewisse Verantwortung, aber ich bin immer noch der Meinung, dass die letzte Entscheidung immer noch beim Pfleger und bei den Ärzten liegt, ob wir diese Vorschläge und diese Verantwortung annehmen oder nicht. (Patientin mit Nierenerkrankung)

Der Fortschritt von KI hat Konsequenzen für das Recht. Auch die rechtlichen Herausforderungen basieren auf den mit den Systemen verbundenen Risiken, wie der Unvorhersehbarkeit und einer (befürchteten) Unkontrollierbarkeit. Die Schwierigkeiten manifestieren sich besonders im sensiblen Lebensbereich der Medizin. Aus rechtlicher Perspektive stehen die Verantwortungsdiffusion, das Verhältnis zwischen Ärzt:innen und Patient:innen und die Selbstbestimmung über und Zuordnung von medizinischen Daten im Fokus. Dabei gilt es, verschiedene Interessen in angemessenen Ausgleich zu bringen, insofern Geschädigte und Gesellschaft vor einer Verantwortungsdiffusion zu schützen, zugleich aber die mit KI interagierenden Individuen vor unzulässiger Inanspruchnahme zu bewahren.

Die folgenden rechtlichen Überlegungen sind geleitet durch den in Kap. 2 gegebenen empirischen Einblick sowie das in Kap. 3 dargestellte Konzept „Meaningful Human Control" (MHC): Das Konzept basiert auf der Prämisse, dass für die Verantwortung eines Menschen für Entscheidungen in Interaktion mit KI eine bedeutsame Kontrolle erforderlich ist. Die Kontrolle kann dabei den Moment der Entscheidung betreffen (etwa über eine Diagnose oder eine bestimmte Behandlung), sie kann aber auch früher greifen. Auch die Art und Weise der Aufklärung der Patient:innen über den Einsatz dieser Technologie oder der Umgang mit Daten – Zuordnung, Rücksicht auf personenbezogene Informationen – sollten von

© Der/die Autor(en) 2023
D. Samhammer et al., *Klinische Entscheidungsfindung mit Künstlicher Intelligenz,* essentials, https://doi.org/10.1007/978-3-662-67008-8_4

der Prämisse bedeutsamer Kontrolle durch die Betroffenen geprägt sein. Dies gilt bereits für das Zulassungsverfahren [85] und die Möglichkeit der Partizipation der beteiligten Akteure. Zu diskutieren ist dabei, was genau für diese Kontrolle als notwendig gilt (vgl. die Überlegungen zu Transparenz und Erklärbarkeit). Für den Lebensbereich der Medizin lauten die Fragen z. B.: Was müssen Ärzt:innen von der Funktionsweise der KI verstehen, um einen Diagnosevorschlag anzunehmen oder abzulehnen? Wie sind die Entscheidungsvorschläge auszugestalten, damit Ärzt:innen die Kontrolle behalten? Welches Training und welche Daten sind erforderlich für den Umgang mit diesen Systemen? Welche Informationen brauchen die Patient:innen für eine Einwilligung? Wie kann eine bedeutsame Kontrolle der Patient:innen über ihre Daten erhalten werden? Wie kann Rechtssicherheit für die an der Entwicklung Beteiligten hergestellt werden und wie können sie die Informationen erhalten, die für die rechtlich adäquate Herstellung, Programmierung und das Training der Systeme erforderlich sind?

Anhand der Perspektiven der Akteure werden im Folgenden Überlegungen angestellt, wo es Bedarf zur rechtlichen Diskussion gibt. Aus den empirischen Studien geht hervor, dass Ärzt:innen schnell bereit sind, Verantwortung zu übernehmen. Zunächst ist hier zwischen rechtlicher und moralischer Verantwortung zu differenzieren. Spricht man ihnen die rechtliche Verantwortung zu, besteht die Gefahr, dass sie durch ihre spezifische Rolle als behandelnde Person und vermeintliche Letztentscheider zum „Haftungsknecht" degradiert werden. Haftungsfragen müssen an dieser Stelle weitergedacht und einem strukturellen Druck entgegengewirkt werden. Die befragten Patient:innen beschreiben selbstbewusst ihr Eingebundensein in die Behandlung. Diese Form der Partizipation gilt es zu fördern, jedoch ohne die Erwartung, dass Patient:innen die Rolle der Expert:innen ersetzen müssen. Deshalb steht eine adäquate Aufklärung an erster Stelle. Weiterhin ist es wichtig, den Patient:innen die Kontrolle über ihre personenbezogenen Daten zu gewährleisten, welche die Grundlage für die Funktion von KI-Systemen darstellen. Zudem gilt es, Diskriminierungsrisiken zu vermeiden. Diese beiden Perspektiven werden zum Schluss durch die der Entwicklung ergänzt. Entwickler:innen kommt dabei eine Schlüsselrolle zu. Einerseits profitieren sie von klaren Regelungen und einer damit einhergehenden Rechtssicherheit. Gleichzeitig besteht die Gefahr, gerade bei der Forschung an KI-Systemen, bei zu restriktiven Regelungen grundsätzlich vorteilhafte Entwicklungen zu verhindern. Auch sind es die Entwickler:innen, die schlussendlich die Überlegungen zu MHC (mit-) umsetzen müssen, indem sie ihre Systeme entsprechend gestalten. Dabei bedarf es regelmäßig auch der Involvierung übriger, mit dem System agierender Akteure.

4.1 Perspektive des medizinischen Personals

Die potenziell weitreichende Haftung des medizinischen Personals ist diesem bewusst, wie auch die empirischen Erhebungen zeigen. Gleichzeitig besteht die Bereitschaft, Verantwortung zu übernehmen. Gerade deshalb ist aus rechtlicher Perspektive dafür zu sorgen, dass dies nur geschieht, wenn es der Situation und Handlungsmacht der Akteure auch entspricht. Bei Fehlverhalten und Schädigung der Patient:innen können sie zur Erstattung der Schäden verpflichtet werden (u. a. aus Behandlungsvertrag, §§ 630a ff. BGB, aber auch aus deliktischer Haftung). Darüber hinaus drohen bei fahrlässigem Handeln strafrechtliche Sanktionen, vgl. §§ 222, 229 StGB. Soweit KI-Systeme Vorschläge machen und ein Mensch aus diesen auswählt oder nach ihnen handelt, bleibt der Mensch grundsätzlich für diese Entscheidungen und Handlungen verantwortlich [86–88]. Dies kann problematisch sein, wenn man etwa nicht weiß, worauf die Entscheidungsvorschläge der KI basieren, wie valide diese sind, mit welchen Daten das System trainiert wurde, etc., oder wenn man sich nicht mehr ohne Weiteres gegen das System entscheiden kann. Zugleich ist es bei KI-Systemen schwierig, einen anderen Verantwortlichen auszumachen, da sie nicht nur ex ante schwer vorhersehbar, sondern auch ex post nicht ohne weiteres auf Fehler überprüfbar sind [85, 89]. Dies führt zu Verantwortungsdiffusion. Wenn niemand haftet bzw. verantwortlich ist, lässt dies die Geschädigten unter Umständen ohne Adressaten für einen Schadensersatz und verringert möglicherweise die Akzeptanz der Technologie [90]. Deshalb bedarf es Lösungen für eine angemessene Verantwortungsverteilung. Dabei ist zu vermeiden, dass Ärzt:innen als „Letztentscheider" zum „Haftungsknecht" gemacht werden, ohne dass diesen bedeutsame Kontrolle zukommt [85, 91]. Zudem erscheint es sinnvoll, Hersteller:innen, Programmierer:innen und Trainer:innen sowie den „Halter" – wie beispielsweise im medizinischen Kontext die Klinik – des KI-Systems verstärkt in die Haftung einzubeziehen. Ihr Verschulden der Fehlentscheidung könnte vermutet werden, während es beim medizinischen Personal nachgewiesen werden müsste. Das entspricht unseres Erachtens der faktischen Situation und entlastet die Ärzt:innen auf adäquate Weise. Denn hiermit würde deren Haftung und Verantwortung begrenzt auf die Fälle, in denen eindeutig nachgewiesen werden kann, dass sie jedenfalls fahrlässig gehandelt haben, d. h. zum einen, dass kein eindeutiger Fehler der Maschine vorliegt, den sie nicht erkennen konnten, und zum anderen, dass sie trotz relevanter bedeutsamer Kontrolle über die Interaktion eine Fehlentscheidung getroffen haben. Ergänzt wird die Verschuldensvermutung durch eine Vermutung für Fehler und die Ursächlichkeit für den Schaden (So sieht es auch der Vorschlag der Europäischen

Kommission zur Anpassung der Vorschriften über die außervertragliche Haftung vor [92]).

Ein nicht nur im Kontext von KI bestehendes Problem moderner Gesellschaften ist, dass Einzelfallentscheidungen typischerweise in kollektiven Kontexten getroffen werden [85, 91]. Für unsere Fragestellung hat das etwa zur Folge, dass zumeist nicht das medizinische Personal, sondern die Klinikleitung über den Einsatz von KI und Hersteller:innen und Programmierer:innen über die konkrete Funktionsweise der Systeme entscheiden. Das Recht kann diesem strukturellen Druck nur begrenzt entgegenwirken – neben der sorgfältigen Auflösung des Geflechts mit Blick auf die Haftung spielen insofern insbesondere Compliance-Strukturen sowie arbeitsrechtliche Absicherungen eine Rolle. Hinzuweisen ist an dieser Stelle auf den Chief Digital Officer (CDO), der in Unternehmen die Verantwortung für die digitale Transformation trägt [93]. Umfasst davon sind technische Infrastruktur und Datenmanagement, digitale Organisation und Steuerung des operativen Geschäfts. Der CDO muss zudem gute Kenntnis der Technologielandschaft, IT-Know-how und Managementfähigkeiten haben [94]. Für die Überwachung der KI-Entwicklung scheint es daher denkbar, die Position des CDOs auszubauen.

Darüber hinaus ist an dieser Stelle bedeutsam, dass das medizinische Personal in die Entscheidung über die Nutzung, die Art und Weise der Unterstützung durch das System und die Herstellung bzw. Entwicklung der Technologie eingebunden wird. Das trägt nicht nur zu einer Verbesserung der Systeme, sondern auch zu einer Abmilderung des strukturellen Drucks bei.

4.2   Perspektive der Patient:innen

Für Patient:innen ist zentral, wie auch die empirischen Erkenntnisse zeigen, dass sie in den Behandlungsprozess eingebunden sind. Dazu gehören insbesondere eine umfassende Aufklärung als Basis ihrer Einwilligung, vgl. § 630d und § 630e BGB. Dies dient der Wahrung ihres Selbstbestimmungsrechts. Wie diese Aufklärung konkret auszugestalten ist und was sie beinhalten muss, ist von den Umständen des Einzelfalls und der gewählten Behandlungsmethode abhängig. Bei der Verwendung von KI könnte man argumentieren, dass es sich hierbei nur um ein weiteres technologisches Werkzeug handelt und auch über andere Technologien nicht gesondert aufgeklärt werden muss. Zugleich sprechen die Besonderheit der Entscheidungsunterstützung und die fundamentale Neuheit der Verwendung einer KI bei medizinischen Entscheidungen dafür, dass eine Information darüber zu einer vollständigen Aufklärung gehört [95]. Die Kontrolle kann nur erhalten bleiben, wenn Patient:innen ausreichend Verständnis für diese Technologie und die Auswirkungen auf die ärztliche Entscheidung entwickeln können. Auch hier ist letztlich im Einzelfall festzulegen, wie genau „ausreichend" zu verstehen ist; zugleich ist es erforderlich, eine rechtliche Orientierung vorzugeben, wie die KI-Systeme in die Aufklärung zu integrieren sind. Sicherlich sollte über die Blackbox-Problematik aufgeklärt werden [96]. Schon aus dem geltenden Recht ergibt sich bei Neulandmethoden, dass zusätzlich darüber informiert werden muss, dass es unbekannte Risiken gibt [96–98]. Dabei müssen Anwender:innen auf die Angaben des Herstellers vertrauen können [91, 99, 100].

Ein weiterer für Patient:innen wichtiger Aspekt ist der Umgang mit ihren personenbezogenen medizinischen Daten [85]. Der Schutz der personenbezogenen Daten ist durch die Datenschutzgrundverordnung in Verbindung mit deren Öffnungsklauseln und das Bundesdatenschutzgesetz detailliert geregelt [85]. Die aktuelle Regelung zum Datenschutz stellt jedoch die Weiterentwicklung der KI generell vor erhebliche Herausforderungen: Aufgrund der Notwendigkeit der Einwilligung für jeden Verwendungsschritt (mit Ausnahme der anderen Erlaubnistatbeständen, die potenziell in der jeweiligen Situation greifen könnten), der Unzulässigkeit der nicht-zweckgerichteten Speicherung sowie der Möglichkeit des jederzeitigen Widerrufs ist es schwer, hinreichende Datenmengen für Weiterentwicklung und Training der Systeme zu erlangen (zum Problem der Vereinbarkeit [85, 101]; es besteht darüber hinaus Unklarheit über die Konsequenzen eines Widerrufs). Hier ist künftig eine bewusste Interessenabwägung zwischen der Weiterentwicklung der Systeme und der Beibehaltung des weitreichenden Schutzes personenbezogener Daten vorzunehmen. Teilweise wird eine Lösung im Sinne eines „Broad Consent" diskutiert, d. h. die Ansprüche von Patient:innen aus den Art. 16 ff. DS-GVO, etwa auf Löschung bzw. die Möglichkeit des Widerrufs, sollten auf das technisch Machbare begrenzt sein. Die Patient:innen willigen von vornherein in diese Begrenzung ihrer Ansprüche ein [101–104].

Ein anderer Aspekt, der außerhalb der Datenschutzgrundverordnung diskutiert wird, betrifft die Zuordnung der Daten als eine Art speziellen „Eigentums". In diesem Kontext würde sich etwa die Frage stellen, ob das medizinische Personal bzw. das System die Daten zum Weiterlernen verwenden darf oder ob sie anonymisiert an Dritte weitergegeben werden dürfen, etwa zum Überprüfen der KI-Systeme, zu einer Weiterentwicklung oder für die Zulassung (zur Problematik von personenbezogenen Trainingsdaten [105]). Diese rechtlichen Unklarheiten bedürfen einer eindeutigeren Regelung.

Weiterhin ist aus Patient:innensicht auf das bereits dargestellte Problem der Haftung einzugehen. Insofern ist vor allem von Bedeutung, dass Geschädigte keinesfalls ohne Adressaten für den angemessenen Ersatz ihres Schadens bzw. Schmerzensgeldes sein sollten und die Durchsetzung dieser Ansprüche durch den Einsatz von KI-Systemen nicht verschlechtert werden sollte.

Ein weiterer Aspekt, der letztlich für jegliche KI-Anwendung angeführt werden kann, ist: All diese Systeme bergen die Gefahr der Diskriminierung bei Anwendung [106]. Auch im medizinischen Bereich könnte, etwa durch die an der Bevölkerungsmehrheit orientierte Auswahl von Daten, eine unangemessene Benachteiligung von Minderheiten entstehen. Dass dem entgegenzuwirken ist, ergibt sich nicht zuletzt aus Art. 3 GG sowie dem AGG. Im Zulassungsprozess sollte daher eine Überprüfung auf mögliche Diskriminierung erfolgen.

Aus den oben genannten Punkten, aber auch um von Unbeteiligten nicht bedachte Aspekte in die Entwicklung der Systeme und Gestaltung der Interaktion zwischen System und Mensch einzubringen, sollten auch Patient:innen am Forschungsprozess von Beginn an partizipieren [107].

4.3   Perspektive der Entwicklung

Die Perspektive der Entwicklung ist zunächst distanziert. Hersteller:innen, Programmierer:innen oder Trainer:innen stehen nicht in direkter Beziehung zum medizinischen Personal oder den Patient:innen und können deshalb nicht ohne Weiteres deren Interessen berücksichtigen. Die Entwicklung ist typischerweise geprägt vom Wunsch nach technologischem Fortschritt und nach Verbesserung der Lebensbedingungen, in diesem Fall der medizinischen Versorgung. Dass die Produkte neu, die Risiken schwer vorhersehbar und die Nutzen-Kosten-Abwägung zwangsläufig unvollständig ist, kommt hier häufig vor. Zugleich gibt es in der Regel Verfahren und Bedingungen, deren Erfüllung die Rechtmäßigkeit der Forschung und spätere Nutzung der Produkte garantieren. Dies ändert sich bei KI-gestützten Systemen – der rechtliche Rahmen erfasst diese Entwicklung jedenfalls nicht umfassend.

Ein wichtiges Interesse der an der Entwicklung Beteiligten ist deshalb Rechtssicherheit. Das betrifft zunächst Fragen der zivilrechtlichen Haftung, etwa der Haftung für Fehler beim Einsatz der Systeme, aber auch der strafrechtlichen Verantwortlichkeit. Hierzu gehören, wie bereits im Kontext des medizinischen Personals erläutert, klare Verhaltensstandards und Sorgfaltsmaßstäbe. Die Blackbox-Problematik der Systeme erschwert eine Zuordnung schädigenden Verhaltens zu einem der an der Entwicklung Beteiligten erheblich. Um dem zu begegnen, empfiehlt sich die Einführung einer gesamtschuldnerischen Haftung, bei der Verschulden, Fehler und deren Ursächlichkeit für einen Schaden widerleglich vermutet werden [108].

Gleichwohl besteht die Möglichkeit der Entlastung, da es für die an der Herstellung Beteiligten aufgrund ihres Zugriffs auf die Systeme einfacher ist, nachzuweisen, dass sie für den Schaden nicht verantwortlich sind. Weiterhin ist das Produkthaftungsrecht anzupassen, sodass auch KI-Systeme klar vom Produktbegriff erfasst werden. Nach § 1 Abs. 2 Nr. 5 ProdHaftG ist zudem eine Haftung ausgeschlossen, wenn der Fehler während des Inverkehrbringens des Produkts vom Hersteller nicht erkannt werden konnte. Hier besteht bei weiter Auslegung die Gefahr, dass aufgrund der antizipierbaren Unvorhersehbarkeit bei KI der Haftungsausschluss nie greift, obwohl dies im Einzelfall interessengerecht sein könnte [85]. Bei enger Auslegung würde der Ausschluss wiederum sogar immer greifen. Daher bedarf es auch hier einer klarstellenden Neuregelung. Ein weiteres Problem der Produkthaftung liegt darin, dass geschädigte Patient:innen – trotz vermutetem Verschulden – zunächst den Fehler, den Schaden und den ursächlichen Zusammenhang zwischen Fehler und Schaden beweisen müssen. Auch dies überzeugt mit Blick auf die Besonderheiten der KI nicht, es bedarf einer Umgestaltung der Beweispflicht.

Für die Entwicklung ist von zentraler Bedeutung, dass die entwickelten Produkte in der Realität genutzt werden können. Eine wichtige Bedingung hierfür ist die rechtliche Zertifizierung, zum einen auf der Stufe der Forschung, zum anderen für die spätere Nutzung. Mit Blick auf KI-gestützte Systeme gilt es, hier einige Besonderheiten zu beachten. So spricht vieles dafür, KI-Produkte nicht nur aufgrund ihrer Technologie (Blackbox-Problematik), sondern auch aufgrund ihrer potenziellen Gefährlichkeit in Risikoklassen einzuteilen [109]. Insofern sind Art. 52 Abs. 3–6 MDR und der Anhang VIII Regel 11 nicht unproblematisch, da hiernach eine Hochstufung schon dann erfolgt, wenn Produkte schwerwiegende Gesundheitsbeeinträchtigungen, chirurgische Eingriffe oder irreversible Gesundheitsschädigungen als Folge haben *könnten*. Eine wortgenaue Auslegung würde bei KI immer dazu führen, dass etwa wegen der hohen Stufe – wie es die MDR hierzu vorsieht – Benannte Stellen[1] zu involvieren sind. Dies ist zumindest zu hinterfragen, da diese Stellen dadurch überfordert werden und Zertifizierungen zu lange dauern könnten. Dennoch können KI-Produkte grundsätzlich in Risikoklassen eingeordnet werden, die solchen Stellen zugeordnet sind, wenn die entsprechenden Stellen aufstocken werden, um Engpässe zu vermeiden [109].

---

[1] Staatlich autorisierte Stellen, die Prüfungen und Bewertungen im Rahmen der für Hersteller rechtlich erforderliche Konformitätsbewertungen (nach der MDR) vornehmen.

Ein zentrales Problem im Rahmen der Zulassung besteht darin, dass KI-Systeme vor allem in Zukunft nach der Zulassung ihr Modell verändern könnten. Die Systeme entsprechen dann nicht mehr der zugelassenen Zertifizierung, die zum Teil auch von Benannten Stellen vorgenommen wird. Aus diesem Grund müssten die Systeme dann eigentlich neu zugelassen werden. Ein interaktives Vorgehen bietet sich an: Die durch das Lernen erworbenen Erkenntnisse müssten gebündelt und dann in regelmäßigen Abständen neu zertifiziert und zugelassen werden oder jedenfalls regelmäßig überprüft, ähnlich einem TÜV-Konzept. Nach geltendem Recht besteht für den Hersteller bereits die Pflicht, jedes System, das auf den Markt gebracht wurde, zu überwachen [85]. Eine strenge Überwachungspflicht muss gerade für die hier diskutierten selbstlernenden Systeme gelten – zugleich ist aufgrund der Blackbox-Problematik nicht ohne Weiteres feststellbar, wie die Ausübung dieser Pflicht ausgestaltet sein sollte. Insofern wäre eine Konkretisierung der Pflichten sinnvoll [110].

Möglichkeiten der Gestaltung 5

Im Folgenden werden Orientierungsmarker für den Einsatz von KI-Systemen zur Entscheidungsunterstützung im klinischen Alltag ausformuliert. Aus der Verbindung der Akteursperspektiven mit dem Konzept der Meaningful Human Control lassen sich Bedingungen für die Ausgestaltung eines soziotechnischen Phänomens herausarbeiten, denen durch die rechtlichen Empfehlungen ein konkreter Rahmen gegeben werden muss. Auch die technischen Erfahrungen durch die Entwicklung der getesteten Systeme sind wesentlicher Bestandteil der Schlussfolgerungen. Bei allen Empfehlungen geht es nicht darum, den gesellschaftlichen Diskurs vorwegzunehmen, vielmehr ist Partizipation der Beteiligten ein zentrales Element. Es geht um Schärfung des Problembewusstseins, Herausarbeitung relevanter Argumente und Kategorien und Vorschläge für ausgewogene Lösungsmöglichkeiten. Die Ausführung erfolgt unter fünf thematischen Oberpunkten, um die Vielzahl an Perspektiven sinnhaft zusammenzubringen und so der Interdisziplinarität des Vorhabens gerecht zu werden (Abb. 5.1).

Anwendungsorientierte Entwicklung
Die derzeitigen Möglichkeiten und Herausforderungen betrachtend stellt sich die Frage danach, wie sich in der Diskussion und im praktischen Einsatz von KI in der Klinik Sicherheit und Orientierung bieten lässt. Ziel ist es, einen Rahmen zu entwickeln, der für den Einsatz von KI zur Entscheidungsunterstützung pragmatisch anwendbar ist und gleichzeitig die Augen vor zukünftigen Veränderungen nicht verschließt. Voraussetzung dafür ist eine ehrliche und partizipatorische Debattenkultur. Nur so können neue Technologien bedarfsgerecht und benutzerfreundlich entwickelt und weiterentwickelt werden. Es ist wichtig, die aktuellen Leistungen und Möglichkeiten durch KI in der Medizin einzuordnen. Zudem sollte die Entwicklung der Systeme stets im Kontext der Anwendung betrachtet werden und die Evidenz für den klinischen Nutzen sichergestellt sein.

© Der/die Autor(en) 2023   37
D. Samhammer et al., *Klinische Entscheidungsfindung mit Künstlicher Intelligenz,*
essentials, https://doi.org/10.1007/978-3-662-67008-8_5

Anwendungsorientierte Entwicklung	Bedeutsame Kontrolle	Zertifizierung und Zulassung	Haftungsmöglichkeiten	Einbezug klinischer Organisationsstrukturen
1. Einsatzmöglichkeiten	6. Mensch-Maschine-Interaktion	11. Klassifizierung	16. Produkthaftung	20. Austausch mit Vorgesetzten und Kolleg:innen
2. Schrittweise Entwicklung	7. Erklärbarkeit, Visualisierung und Dokumentation	12. Abschnittsweise Erneuerung	17. Haftungsregime	21. Räume für Feedback und Beschwerden
3. Alternativen	8. Diskriminierungssensibilität	13. Gebündelte Erneuerung	18. Quotelungen	22. Chief Digital Officer
4. Praxisnahe Testung	9. Aufklärung und Einwilligung	14. Partizipation bei der Zulassung	19. Entschädigungsfonds	23. Medizinische Ausbildung
5. Evidenzbasierung	10. Datenschutzrechtliche Einwilligung und Subjekt-sensible Datenströme	15. Aufwertung und Erweiterung der Ethikkommissionen		24. Fort- und Weiterbildung des medizinischen Personals

Hervorhebung der Symbole veranschaulicht eine besondere Relevanz:

§ Gesetzgebende Instanz   Klinik   Entwicklung   Medizinisches Personal   Patient:in

Abb. 5.1 Übersicht der interdisziplinären Orientierungsmarker

1. **Einsatzmöglichkeiten:** Es muss klar sein, was KI-Systeme tatsächlich leisten und wo sie dementsprechend eingesetzt werden können. Davon ausgehend ist die wichtigste Frage, wo man sie einsetzen möchte. Im medizinischen Bereich ist beispielsweise klar, dass die Entscheidungsfindung von Ärzt:innen und die Aufgaben von Pflegenden weder vollständig durch KI-Systeme ersetzt werden können, noch, dass dies von den Beteiligten gewollt wäre [111]. Hier sollten keine unnötigen Vorbehalte geschürt, sondern die Aufgaben, die sinnvoll von KI-Systemen unterstützt werden können, in einem partizipatorischen Prozess klar definiert werden. So besteht die Möglichkeit, den Einsatz zu normalisieren und einen kontinuierlichen Prozess der Implementierung zu ermöglichen. Die Ausgestaltung der Mensch-Maschine-Interaktion und das Design des sozio-technischen Systems, in dem menschliche Akteure, Daten und (KI-)Systeme miteinander interagieren, sollten keinesfalls als technische Fragen abgetan werden.

2. **Schrittweise Entwicklung:** Zur Förderung der Chancen gehört auch ein realistisches Bild. Gerade aus technischer Sicht kann ein zu euphorischer Blick auf KI-Systeme pragmatisch reflektiert werden. Oft fehlt es an der Standardisierung der Daten und der Systeme [112]. Bereits bei der Daten-gewinnung, -aufbereitung, und -auswertung bedarf es eines engen Austauschs mit klinischen Expert:innen, um inhaltlich korrekte, leistungsfähige und ver-zerrungsfreie Modelle zu generieren [113]. Diese Modelle stehen wiederum ganz am Anfang der Entwicklung eines KI-Systems. Basierend auf den Model-len erfolgt im Austausch mit Ärzt:innen, Pflegenden und Patient:innen die Weiterentwicklung zu einer Software oder die Integration in ein anderes Medizinprodukt und die anschließende Implementierung (Testeinsatz, Über-arbeitung, Ausrollen), welche wiederum von den strukturellen Gegebenheiten des Einsatzortes, der Expertise der Behandelnden, dem aktuellen Stand der Technik und dem Austausch untereinander beeinflusst wird. Anwender:innen sollten dabei als Teil der Entwicklung, also als Ko-Entwickler:innen begriffen und so aktiv in den Entwicklungsprozess einbezogen werden.

3. **Alternativen:** Es muss geklärt werden, was technisch möglich ist und an welchen Stellen diese technischen Möglichkeiten am gewinnbringendsten eingesetzt werden können. Beispielsweise muss es nicht gleich die Diagno-sefindung sein. Eventuell kann das zur Verfügung stehende System zunächst als Sicherheitsnetz eingeführt werden, z. B. beim möglichen Vorliegen einer seltenen Erkrankung einen Hinweis schicken. Allgemein gesprochen sollte nach dem klinischen Bedarf und nicht nach den Möglichkeiten der Entwick-ler:innen designt werden. Oft stehen Systemeigenschaften wie Performanz (im engeren Sinn) und Transparenz, Veränderbarkeit oder Erklärbarkeit in einem

Spannungsfeld, bei dem nicht alles gleichzeitig optimiert werden kann. Daher sollte zu Beginn jeder Entwicklung gefragt werden, ob vollständig transparente Modelle wie etwa ein Entscheidungsbaum [114] nicht ähnlich gute Ergebnisse erzielen können wie etwa ein aktuelles neuronales Netz. Denn eine hohe Transparenz und Nachvollziehbarkeit der Systeme können wesentliche Vorteile bei der Implementierung sein, die kleine Unterschiede in der Performanz mehr als ausgleichen können.

4. **Praxisnahe Testung:** Im empirischen Teil der angeführten Studien hat sich der Allgemeinplatz bewahrheitet, dass der „Teufel oft im Detail" steckt. Erst wenn die Prozesse und Interaktionen so durchdacht werden, dass sie implementiert werden können oder noch besser, wenn diese mit Mockups oder Demosystemen durchgespielt werden, treten viele Fragen zutage, die auf dem Reißbrett nicht aufgefallen wären. Diese reichen von rein technischen Fragen nach der Datenverfügbarkeit im geeigneten Format bis hin zur genauen Gestaltung des Behandlungsprozesses, beispielsweise der Frage, ob Mediziner:innen erst ihre eigene Verdachtsdiagnose oder Therapie protokollieren und speichern müssen, bevor sie den Vorschlag des KI-Systems sehen. Solche scheinbaren Nebensachen haben das Potenzial, von der Diagnosequalität bis hin zu Haftungsfragen wichtige Konsequenzen nach sich zu ziehen. Die Frage, ob sie das tun, lässt sich häufig nur empirisch beantworten. Auch weitere Akteure wie beispielsweise das klinische Fachpersonal, die Krankenhausverwaltung oder die krankenhausinterne IT-Infrastruktur, die möglicherweise direkt oder indirekt einen Einfluss auf ein neues Entscheidungsunterstützungssystem haben, sollten identifiziert und möglichst frühzeitig in einen Austausch mit Entwickler:innen gebracht werden.

5. **Evidenzbasierung:** Im Zeitalter evidenzbasierter Medizin muss für neue Diagnostika und Therapeutika deren Sicherheit sowie Eignung bzw. Wirksamkeit nachgewiesen werden, bevor sie in die klinische Routine übergehen können. Dem Paradigma der evidenzbasierten Medizin folgend, sollten auch KI-Systeme in der Medizin einen Zusatznutzen für Patient:innen (oder nachrangig Ärzt:innen und Pflegende) haben, bevor sie zugelassen/zertifiziert und damit Teil der klinischen Routine werden können. Da die Anwendungsfelder und spezifischen Einsatzmöglichkeiten von KI-Systemen mannigfaltig sind, und von Risikovorhersage über Diagnosestellung bis zur Therapieempfehlung reichen können, bedarf es einer Konkretisierung, welche Art von klinischer Prüfung Medizinprodukte durchlaufen müssen, die KI-Systeme sind oder beinhalten. Hierbei sollten keinesfalls bereits geltende Richtlinien zur Sicherheit und Effizienz, die für Arzneimittel und Medizinprodukte gelten, unterschritten werden.

Bedeutsame Kontrolle

Die Auseinandersetzung mit den empirischen Ergebnissen und damit der Einbezug der Perspektiven des medizinischen Personals und der Patient:innen wirft die Frage auf, was getan werden muss, um benutzerfreundliche Systeme zu entwickeln. Das schließt die ethische Reflexion mit ein und die Frage danach, wie Kontrolle über die zur Verfügung stehenden Systeme ausgestaltet werden sollte. Der Einsatz von KI in der Klinik soll eine bessere Entscheidungsfindung ermöglichen. Dafür ist es gerade in der Klinik nicht erstrebenswert, Entscheidungen im Ganzen an KI-Systeme zu delegieren. Im besten Fall bekommen die beteiligten Akteure durch den Einsatz von KI die Möglichkeit, Entscheidungen zu treffen, denen mehr und/oder fundiertere Informationen zugrunde liegen als zuvor. Es wird deutlich, dass dadurch Anforderungen an die Nutzer:innen entstehen. Sie müssen nicht nur in der Lage sein, die Systeme zu verwenden, sondern sie auch bestmöglich in verschiedenen Situationen einzusetzen. Eine der wichtigsten Fragen an dieser Stelle ist die Ausgestaltung der Interaktion zwischen den Anwender:innen und den zur Verfügung stehenden Systemen. Der Fokus muss hier darauf liegen, Erklärbarkeit und Visualisierung optimal zu gestalten. Für Patient:innen rückt zudem eine bedarfsgerechte Aufklärung in den Fokus der Betrachtung. Auch muss der Umgang mit sensiblen Daten beachtet werden. Daten sind häufig die Grundvoraussetzung für die Entwicklung und Optimierung von KI-Systemen. Zudem werden die benötigten Daten im Gesundheitsbereich von Patient:innen gewonnen und stehen so in direktem Zusammenhang mit der Frage nach deren Anspruch auf Partizipation.

6. **Mensch-Maschine-Interaktion:** Um bedeutsame Kontrolle zu erlangen, genügt es nicht, dass ein Mensch in den Entscheidungsprozess involviert ist. Vielmehr muss dieser durch entsprechende Gestaltung der Systeme zu einer bedeutsamen Kontrolle befähigt werden, um einen bewussten Entscheidungsprozess zu ermöglichen. Es ist zentral, den Fokus auf die Interaktion zwischen den Systemen und den Anwender:innen – in unserem Fall Patient:innen und das medizinische Personal – zu richten. Zum Beispiel muss klar sein, wie die Rückschlüsse und Empfehlungen eines Systems anzunehmen bzw. an weitere Akteure zu kommunizieren sind. Die Bedienung der Systeme muss für das medizinische Personal in Verbindung mit ihrem Expert:innenwissen stattfinden und für Patient:innen die Möglichkeit bieten, konkrete Nachfragen zu stellen. Dabei ist der verständliche Zugang zu Informationen/Erklärungsmustern für die Bewertung relevant. Gegebenenfalls benötigt es hierfür auch eine bestimmte Schulung oder Ausbildung. Die Systeme müssen technisch so gestaltet sein, dass sie Entscheidungsoptionen

über die Interaktion zwischen Mensch und Maschine bieten. Der Mensch kann dann entscheiden, wie das System in den Entscheidungsprozess einbezogen werden soll. So kann den Nutzer:innen eine bedeutsame Kontrolle zukommen.

7. **Erklärbarkeit, Visualisierung und Dokumentation:** Es kann hilfreich sein, den Anwender:innen die Möglichkeit zu geben, auszuprobieren, wie geringfügige Änderungen der Eingabe das Ergebnis beeinflussen oder andere Formen der Interaktion bereitzustellen. Von Bedeutung sind hier Methoden aus dem Bereich der „Explainable AI" (XAI). Die sogenannte globale Erklärung beschreibt, welche Variablen für das Modell im Allgemeinen besonders relevant sind und wie stark sie die Empfehlungen des Systems beeinflussen. Weiterhin kann jedoch eine konkrete Entscheidung teilweise auf anderen Faktoren beruhen – hier spricht man von lokaler Erklärung. Beides ermöglicht zwar nicht, die „Blackbox zu öffnen", erhöht aber gemeinsam mit Informationen zu den Trainingsdaten, der verwendeten Methodik und Ergebnissen in Validierungsstudien die Transparenz des Systems und gibt den Anwender:innen damit Hinweise auf dessen interne Funktionsweise. Diese statischen Erklärungen sollten nur der Anfang sein, denn erst durch das wechselseitige Verstehen des Verhaltens kann Vertrauen in KI-Systeme nachhaltig erreicht werden. Hierfür bedarf es innovativer Interfaces, welche Interaktionen mit KI-Systemen ermöglichen. Die Aufnahme und Verarbeitung von Feedback ist auch vor dem Hintergrund wichtig, dass KI-Systeme wo passend als selbstlernende Systeme gestaltet werden sollten, um ihr Potenzial voll auszuschöpfen. Zusätzlich sollte ein KI-System idealerweise für interessierte und informierte Benutzer:innen gewisse System-Eckdaten bereitstellen, idealerweise in Form eines leicht verständlichen „Beipackzettels". Diese Eckdaten sollten beispielsweise Auskunft über das zugrundeliegende Modell, Charakteristika der Trainingsdaten (z. B. Größe, Herkunft, Zusammensetzung/Zusammenstellung der Kohorte, Verteilung von Events, Annotationsprozess, Validierung usw.) und Systemevaluation (Art der Studie, Performanz) geben. Zu diesem Zweck gibt es bereits verschiedene Ansätze, beispielsweise Model Cards [115] oder Data Sheets [116]. Ebenso sollte auf bekannte Schwächen/Limits hingewiesen werden.

8. **Diskriminierungssensibilität:** Eine KI kann aus sich heraus keine diskriminierenden Absichten haben, dennoch reproduzieren sich mitunter in ihrer Nutzung die in den Trainingsdaten enthaltenen Diskriminierungen in den Systemen [106]. Deshalb bedarf es einer ausdrücklichen Regelung bezüglich des Umgangs mit ihren diskriminierenden Eigenschaften. Bisher finden sich hierzu Vorgaben in Art. 3 des Grundgesetzes sowie im Allgemeinen

Gleichbehandlungsgesetz. Zur eindeutigen Klarstellung ist eine ausdrückliche Regelung jedoch wünschenswert. Von einer dadurch gewonnenen Rechtssicherheit profitieren Anwender:innen, Hersteller:innen und Betroffene gleichermaßen. Mehr als in anderen Lebensbereichen muss darauf geachtet werden, dass Daten vor ihrer Verwendung für KI-Systeme darauf geprüft werden, ob sie einen Bias enthalten, also eine Verzerrung der Daten, durch die gerade für vulnerable Personengruppen ein hohes Diskriminierungspotenzial verbunden ist [117]. Bereits bei der Einspeisung der Daten sind insofern Sorgfaltspflichten einzuhalten [96, 118]. Ein Bias ist von vornherein bestmöglich auszuschließen, insbesondere sind Daten vorab auf Richtigkeit und Nicht-Diskriminierung zu prüfen. Denn einmal in ein KI-System eingeschriebene Diskriminierungen sind deutlich schwerer zu adressieren als noch in den Daten selbst. Zu empfehlen ist hier eine Überprüfung auf Diskriminierungen im Rahmen der Zulassung (unter Wahrung der Betriebsgeheimnisse): KI-Systeme sind so zu gestalten und zu trainieren, dass alle betroffenen Personengruppen, bei denen die Systeme zur Anwendung kommen sollen, berücksichtigt werden. Grundsätzlich sollen Systeme für alle Personengruppen eingesetzt werden können. Insofern besteht auch Forschungsbedarf, wie dies technisch umsetzbar ist.

9. **Aufklärung und Einwilligung der Patient:innen:** Gerade um sich dem Ideal des shared decision-makings anzunähern, ist es unumgänglich, für eine adäquate Aufklärung Sorge zu tragen. Bei Neulandmethoden, deren Technik auf KI-Systemen basiert, muss mit Blick auf Diagnose, Therapie und Nachsorge neben den Vorteilen sowohl über die noch unbekannten Risiken als auch über die Blackbox-Problematik der KI-Systeme aufgeklärt werden [119, 120]. Zudem muss über alternative Behandlungsmöglichkeiten informiert werden [121]. Nur so können die Autonomie der Patient:innen und deren sonstige Rechte in ausreichendem Umfang gewahrt werden. Auch wenn die Nutzung von KI-Systemen in Zukunft zum medizinischen Standard gehören sollte, muss weiterhin über die Blackbox-Problematik sowie über die allgemeinen Risiken aufgeklärt werden [96, 120, 122, 123]. Für die Bereitstellung von Informationen und die Vermittlung neuer Kompetenzen für Patient:innen werden auch die Krankenkassen eine nicht zu unterschätzende Rolle einnehmen. Bereits jetzt gibt es Schulungsangebote zu shared decision-making und Digitalisierung. Diese müssen auf ML erweitert werden.

10. **Datenschutzrechtliche Einwilligung und Subjekt-sensible Datenströme:** Um die Informiertheit der Patient:innen sicherzustellen, sollten u. a. standardisierte Erklärungen zur Funktionsweise des Systems, Konkretisierung

der gespeicherten Daten, zu Speicherzeiträumen, Weiterverarbeitung, Weitergabe, Notwendigkeit der Datenerhebung und zum Zweck der Verarbeitung bereitgestellt werden. Ein ausführliches Technikverständnis darf keine Voraussetzung für die Einwilligung sein [124]. Die Datenschutz-Grundverordnung (DS-GVO) bietet Regelungen für den Umgang mit Daten. Trotzdem gibt es weiteren Diskussionsbedarf: Beispielsweise bereitet das Recht auf Löschung aus Art. 17 DS-GVO beim Einsatz von KI im Bereich der Medizin erhebliche Schwierigkeiten. Denn die vollständige nachträgliche Löschung bzw. der Widerruf bereits verarbeiteter personenbezogener Daten aus einem KI-System ist aufgrund ihrer Architektur technisch schwierig. Konzepte wie ein Dynamic Consent, die Einführung von Datentreuhändern und die Möglichkeit der Datenspende ermöglichen den betroffenen Subjekten mehr Kontrolle über ihre Daten, ohne die DS-GVO als Grundlage in Frage zu stellen [125]. Eine Anpassung an die Architektur von KI sollte deshalb weiterhin diskutiert werden. Des Weiteren sollte die Forderung nach Zweckbindung der Daten im Zusammenhang mit Forschung revidiert werden. Gerade die Fähigkeit, mit einem gewissen Grad an Autonomie hilfreiche Muster in Daten zu finden, ist eine Stärke der KI-Systeme, die in Konflikt mit einer engen Zweckbindung steht [124].

Zertifizierung und Zulassung

Zwar sind die Einsatzmöglichkeiten von KI-Systemen im klinischen Alltag aktuell noch recht überschaubar, trotzdem ist klar, dass KI großes Potenzial bietet und ihre verbreitete Anwendung in verschiedenen medizinischen Bereichen vermutlich nur eine Frage der Zeit ist. Neben der Auseinandersetzung mit aktuellen Hindernissen für den Einsatz von KI muss demnach ein rechtlicher Rahmen für Zulassungs- und Zertifizierungsfragen geschaffen werden. Dieser sollte auch auf zukünftige Entwicklungen gerichtet sein. Beispielsweise werden Systeme in Zukunft von Unternehmen entwickelt und an Kliniken verkauft werden oder sich technisch durch eine Veränderung des Modells auszeichnen, was wir im Folgenden unter selbstlernenden Systemen verstehen.

11. **Klassifizierung:** Aus rechtlicher Perspektive besteht für die Zulassung von KI-Systemen die Möglichkeit einer Eingliederung der KI-Produkte in Risikoklassen auf Grundlage ihrer potenziellen Gefährlichkeit nach Art. 52 Abs. 3–6 MDR. Bei der Klassifizierung von Software als Medizinprodukt erfolgt eine Zuordnung in die Klasse IIb oder höher, wenn Produkte schwerwiegende Gesundheitsbeeinträchtigungen als Folge haben *könnten* (Regel 11

des Anhangs VIII MDR) [109, 118]. Aufgrund der Blackbox-Problematik der KI-Systeme sind solche Beeinträchtigungen nicht mit an Sicherheit grenzender Wahrscheinlichkeit auszuschließen. Ein derart weites Verständnis birgt jedoch die Gefahr einer Überregulierung, da die Systeme ausschließlich auf Grundlage ihrer Technologie und nicht wegen ihres Einsatzbereiches oder ihrer unmittelbaren Gefährlichkeit hochgestuft werden. Zudem wäre bei dieser Klassifizierung für die Zertifizierung i. d. R. die Einbindung einer Benannten Stelle erforderlich. Das würde die Benannten Stellen überfordern und Zertifizierungen würden zu lange dauern. Deshalb sollten die Aspekte „Einsatzbereich" und „unmittelbare Gefährlichkeit" bei der Eingliederung in Risikoklassen explizit berücksichtigt werden. Sollte andernfalls bei der Zertifizierung von KI als Medizinprodukt immer eine Benannte Stelle involviert sein, müssten die Benannten Stellen aufgestockt werden, da sonst Engpässe drohen [109]. Die alleinige Orientierung an der Gefährlichkeit – unabhängig von der Technologie – würde jedoch das Schutzinteresse und den Schutzgegenstand der MDR unterlaufen.

12. **Abschnittsweise Erneuerung:** Die Unique Device Identification (UDI) ist eine von der EU eingeführte Pflichtmaßnahme zur Registrierung und Identifikation von Medizinprodukten. Bisher ist die UDI immer dann zu erneuern, wenn die bestimmungsgemäße Verwendung der Software geändert wird oder wenn geringfügige Änderungen der Software vorgenommen wurden. Die UDI sollte daher so angepasst werden, dass diese in bestimmten zeitlichen Abschnitten zu erneuern ist.

13. **Gebündelte Erneuerung:** Nach geltendem Recht müssten die Systeme nach jedem Weiterlernen neu zugelassen werden. Dies ist praktisch kaum durchführbar, weshalb über eine spezifische Form interaktiven Weiterlernens der Systeme nachgedacht werden kann. Dabei würden die gesammelten Informationen innerhalb einer vorgegebenen Zeitperiode in einem Bündel zertifiziert, sodass die Systeme letztlich in gewissen Abschnitten immer neu zugelassen würden. So würde das System zwar nicht direkt von der Interaktion mit Ärzt:innen profitieren, da die Informationen nicht sofort umgesetzt werden. Die Lösungen würden allerdings für die nächste Zulassung gespeichert und anschließend übernommen.

14. **Partizipation bei der Zulassung:** Sinnvoll erscheint zudem eine Partizipation von Interessenvertreter:innen im Zulassungsprozess der jeweiligen KI-Systeme. Darunter zählen für uns vor allem das medizinische Personal sowie Vertretungen von Patient:innen, Anwender:innen, der Herstellung und Entwicklung. Durch die Einführung eines partizipativen Risikomanagements können die Beteiligten in die Entwicklung eingebunden werden [126].

Dadurch soll verhindert werden, dass die potenziellen Risiken von bestimmten Sicherheits- und Leistungsanforderungen einseitig auf den Hersteller oder Anwender abgewälzt werden. Zudem erscheint die Einbindung von Vertretern des medizinischen Personals im Rahmen der klinischen Bewertung und der Zuordnung der Risikoklassen als sinnvoll. Im Rahmen der klinischen Bewertung, der dazugehörigen Risikoklassen und der klinischen Eignung kann die Mitwirkung von Vertreter:innen des medizinischen Personals dazu führen, dass die Risiken, die Anwender:innen – also das medizinische Personal – betreffen, sinnvoll aufgeschlüsselt sowie angemessen reguliert und verteilt werden [126]. Zuletzt befürworten wir die Einbindung von Patient:innenvertretungen und des medizinischen Personals bei der Verifizierung, Qualifizierung und Validierung, um so ihre Interessen zu berücksichtigen.

15. **Aufwertung und Erweiterung der Ethikkommissionen:** Es wäre denkbar, die Regularien zur Ethik-Kommission im Bereich klinischer Studien auch für andere Bereiche der MDR als Vorbild zu nehmen. Die Regelungen nach den Art. 62 ff., 82 f. MDR sollten auch auf die allgemeinen Zulassungsvoraussetzungen übertragen werden. Zudem erscheint eine Ausweitung der Besetzung der Ethik-Kommission auf alle Interessensvertreter:innen sinnvoll. Die Einführung einer verpflichtenden Ethik-Kommission bei der Zulassung von KI-Produkten hätte den Vorteil, dass im Zulassungsverfahren interdisziplinäre Sichtweisen berücksichtigt werden könnten und der Prozess partizipatorisch gestaltet wird – hier sollten sämtliche Interessensvertreter:innen eingebunden werden [107]. Dies geht selbstverständlich mit der quantitativen und qualitativen Aufstockung der Benannten Stellen einher, um Partizipation zu erreichen. Die Anforderungen an Benannte Stellen sind in Art. 36 MDR und den Bestimmungen des Anhang VII geregelt. Im Anhang VII MDR werden die Zusammensetzung und die Unabhängigkeit der Mitarbeitenden der Benannten Stellen festgelegt. Die Spezifizierung der Anforderungen an das Personal unter Hinzuziehung weiterer Fachdisziplinen könnte im Rahmen von KI-Systemen die Interdisziplinarität stärken. In diesem Kontext wäre auch die Einführung eines unabhängigen Prüfungskomitees sinnvoll, welches interdisziplinär besetzt ist und im Rahmen der Zulassung bei Klärung und Nachfrage des Medizinproduktes beteiligt wird. So könnten bereits während des Zertifizierungsverfahrens Akteure im Rahmen der Klärung und Nachfrage beteiligt werden und in regelmäßigen Abständen die Funktionsweisen der zertifizierten KI-Systeme überprüfen [127].

Haftungsmöglichkeiten

Haftungsfragen stehen in engem Zusammenhang mit Fragen der Verantwortungszuschreibung. Dabei machen es die Besonderheiten von KI-Systemen schwer, sie unter die bisherige Ausgestaltung der Produkthaftung zu fassen. Ein Ansatz wäre, Verantwortungszuschreibung weiter zu denken und Entwickler:innen sowie Hersteller:innen mehr in die Verantwortung zu ziehen. Zudem erscheint die Einführung eines Entschädigungsfonds als notwendige Maßnahme.

16. **Produkthaftung:** Derzeit ergibt sich aus der Regelung nicht eindeutig, ob auch Software unter den Begriff des Produkts iSd Produkthaftungsgesetzes (ProdHaftG) fällt. Eine explizite Einbindung von Software in das Produkthaftungsrecht wäre daher wünschenswert, um auch softwaregestützte KI-Systeme zu erfassen. Weiterhin bedarf es einer klarstellenden Regelung in § 1 Abs. 2 Nr. 5 ProdHaftG dahin gehend, dass KI-Systeme nicht pauschal ausgeschlossen sind. Nach diesem ist derzeit eine Haftung ausgeschlossen, wenn der Fehler während des Inverkehrbringens des Produktes vom Hersteller nicht erkannt werden konnte. Sowohl eine weite Auslegung (hiernach würde aufgrund der *vorhersehbaren Unvorhersehbarkeit* der Haftungsausschluss nie greifen), als auch eine enge Auslegung (hiernach würde der Haftungsausschluss immer greifen) erscheint nicht interessengerecht. Daher sind eine Klarstellung sowie die Anpassung an KI-Systeme erforderlich. Zudem erscheint die Regelung einer Beweislastumkehr in § 1 Abs. 4 S. 1 ProdHaftG sinnvoll. § 1 Abs. 4 S. 1 ProdHaftG statuiert derzeit, dass der Geschädigte den Fehler, den Schaden und den ursächlichen Zusammenhang zwischen Fehler und Schaden beweisen muss. Eine solche einseitige Beweisbelastung geschädigter Patient:innen überzeugt hier nicht [42, 128].

17. **Haftungsregime:** Fehler entstehen häufig durch ein Zusammenwirken der Parteien, deren Verhalten für sich betrachtet nicht notwendigerweise eine Haftung begründet oder ausschließt. Daher sollten Hersteller:innen, Trainer:innen und Programmierer:innen verschuldensabhängig haften [108], wobei sie jedoch zugleich durch eine Verschuldensvermutung und eine Vermutung für Fehler und Ursächlichkeit für den Schaden belastet sein sollten [42, 129]. Ein Entlastungsbeweis ist für sie leichter zu erbringen als ein Belastungsbeweis durch den Geschädigten, denn durch ein entsprechendes Design und die Gestaltung der Interaktionsmöglichkeiten können diese den Herausforderungen der BlackBox-Problematik besser begegnen. Anwender:innen sollten dementsprechend nur in die gesamtschuldnerische Haftung einbezogen werden, wenn ihnen ein Verschulden nachgewiesen werden kann.

18. **Quotelungen:** Hersteller:innen, Trainer:innen und Programmierer:innen soll-
    ten als Gesamtschuldner haften. Im Innenverhältnis regeln Quotelungen (also
    prozentuale Aufteilungen der Haftung), wie die Haftung im Innenregress aus-
    zusehen hat. Die spezifische Quotelung muss in einem partizipatorischen
    Prozess eruiert werden. Folgende Möglichkeiten kommen in Betracht: 1)
    Anfangs starre Quoten und nach einer gewissen Zeit Aufweichung und Ver-
    schiebung zulasten des Hauptverantwortlichen. Der Nachteil starrer Quoten
    ist, dass sie in jedem Fall bindend sind und im Einzelfall zu unbilligen
    Ergebnissen führen können. Vorteilhaft hingegen ist, dass starre Quoten
    Rechtssicherheit bieten und sich das Risiko für Unternehmen im Voraus
    absehen lässt. Nach einer gewissen Zeit könnte die starre Quotelung aufge-
    weicht werden und eine Verschiebung zu Lasten des Hauptverantwortlichen
    stattfinden [42]. 2) Quotelung nach Einzelfall. Alternativ könnte für jeden
    Einzelfall eine bestimmte Quote festgestellt werden. Die Vorteile davon lie-
    gen in der Einzelfallgerechtigkeit sowie darin, dass auf jedes spezifische
    System eingegangen werden kann. Der Nachteil besteht in der Rechts-
    unsicherheit. Insbesondere sollte nicht vorschnell ein Mitverschulden der
    Patient:innen bejaht werden. Patient:innen verfügen häufig nur über begrenz-
    tes technisches Verständnis; nicht immer sind ihnen die Auswirkungen
    von marginalen Abweichungen der eingegebenen Werte für eine Diagnose
    bewusst. Ein Mitverschulden kommt jedenfalls nur in Betracht, wenn die
    Systeme benutzerfreundlich gestaltet sind. Wesentliche Bedeutung sollte der
    Benutzerfreundlichkeit der KI-Systeme für Patient:innen und einer sinnvollen
    Interaktion zwischen Ärzt:innen, Patient:innen und KI-System beigemessen
    werden. Eine solche Benutzerfreundlichkeit soll im Zulassungsprozess durch
    Partizipation der Interessensvertreter:innen gewährleistet werden.

19. **Entschädigungsfonds:** Auch bei Einführung einer gesamtschuldnerischen
    Haftung mit Vermutung von Kausalität und Verschulden sind Fälle denk-
    bar, bei denen die Geschädigten letztendlich schutzlos stehen. Um unbillige
    Gerechtigkeitslücken zu vermeiden, ist daher ein Härtefallfonds einzufüh-
    ren. Möglichkeiten der Ausgestaltung sind: 1) Eine Finanzierung des Fonds
    könnte durch Abgaben der Hersteller:innen abhängig von der Anzahl ver-
    kaufter Systeme erfolgen. Eine Einbeziehung der Anwender:innen überzeugt
    dagegen nicht, da diese wenig Einfluss auf Entwicklung und Gestaltung der
    Systeme haben. 2) Bei Einführung einer Pflichtversicherung für KI-Systeme
    für Anwender:innen kann die Finanzierung des Fonds auch durch die Versi-
    cherungsgebenden erfolgen. Zum Vergleich kann hier die Finanzierung der
    Verkehrsopferhilfe im Bereich des Straßenverkehrs herangezogen werden,
    die sich nach dem Marktanteil (der Versicherungsgebenden) richtet (vgl.

§§ 12, 13 des Pflichtversicherungsgesetzes). Durch eine allgemeine Pflichtversicherung werden jedoch weniger Anreize für die Hersteller gesetzt [97, 130], die Systeme optimal zu entwickeln. Die Einführung eines Härtefallfonds für Patient:innen die mit oder durch KI-Systeme geschädigt wurden, könnte Anwendungshürden im klinischen Kontext reduzieren und Geschädigte vor unbilligen Härten schützen. Der Fond sollte nur subsidiär zur gesamtschuldnerischen Haftung greifen [42, 131].

Einbezug klinischer Organisationsstrukturen
Die Verbindung der Empirie mit ethischen und rechtlichen Schlussfolgerungen weist auf die Notwendigkeit hin, sich den Gegebenheiten im klinischen Alltag zuzuwenden und die Frage zu stellen, wie bisherige Strukturen innerhalb der Klinik genutzt und erweitert werden können. Wichtig erscheint hier die Frage nach der Förderung bereits bestehender Kommunikationsprozesse zwischen dem medizinischen Personal und Fachkräften an der Schnittstelle zur Informationstechnologie und der Fokus auf notwendige Veränderungen bezogen auf die medizinische Aus-, Fort- und Weiterbildung.

20. **Austausch mit Vorgesetzten und Kolleg:innen:** Bereits bestehende Kommunikationsverhältnisse dürfen durch den Einsatz von KI-Systemen nicht geschwächt werden. Vielmehr gilt es, den Austausch aller Beteiligten zu fördern. Gerade in der Klinik wird deutlich, dass bereits verschiedene Strukturen vorhanden sind, um mit Ungewissheiten umzugehen, beispielsweise der Austausch mit Kolleg:innen oder die Rückversicherung bei Oberärzt:innen [53]. In der Klinik werden Entscheidungen nicht alleine getroffen. Es werden Expertisen eingeholt, beispielsweise aus der Labormedizin oder vom Pflegepersonal. Zudem gibt es regelmäßig stattfindende Konferenzen, um Krankheitsbilder und Behandlungsmöglichkeiten in größeren Runden zu besprechen. Diese bereits vorhandenen Strukturen sollten bei der Gestaltung genutzt werden. Es sollte zum Standard gehören, eine zweite Meinung einzuholen, sobald die Interpretation der Empfehlung eines KI-Systems zu Unsicherheiten führt. Zudem können die Empfehlungen eines KI-Systems Teil der regelmäßig stattfindenden Konferenzen werden.
21. **Räume für Feedback und Beschwerden:** Es muss ein andauernder Diskurs über den Einsatz von KI im klinischen Alltag geschaffen werden. Sowohl das medizinische Personal als auch Patient:innen müssen die Möglichkeit bekommen, ihre Erwartungen, Sorgen und Erfahrungen zu teilen und dabei auch Gehör zu finden. Gerade im aktuellen Forschungsstadium ist das nicht

nur wichtig, um Vertrauen aufrechtzuerhalten, sondern auch für die ständige Weiterentwicklung der Systeme. Es sollte ein Informationskanal zu den Entwickler:innen hergestellt werden, die dadurch kritische Rückmeldung zu ihren Systemen erhalten und die Möglichkeit bekommen, sie zu optimieren. Dabei können die Möglichkeiten der Digitalisierung genutzt werden, beispielsweise durch Online-Foren oder Feedbackfunktionen innerhalb der zur Verfügung stehenden Systeme. Ein Problem dabei ist der Ausschluss von Menschen, die keine Nähe zu digitalen Tools besitzen und so von der Möglichkeit, Feedback zu geben, ausgeschlossen werden. In diesen Fällen muss die Möglichkeit bestehen, das Feedback an dafür zuständigen Schnittstellen zu kommunizieren.

22. **Chief Digital Officers:** Eine Schnittstelle zwischen Informationstechnologie und Medizin bietet die Position des Chief Digital Officers (CDO). Dieser trägt in Unternehmen die Verantwortung für die digitale Transformation. Umfasst davon sind technische Infrastruktur und Datenmanagement, die digitale Organisation und Steuerung des operativen Geschäfts [93]. Anforderungen an die Position des CDOs sind insbesondere eine gute Kenntnis der Technologielandschaft und IT-Know-how, gleichzeitig aber auch Kommunikationsfähigkeit mit medizinischen Expert:innen und Lai:innen [94]. Für die Überwachung der KI-Entwicklung und des Einsatzes scheint es denkbar, die Position des CDOs auszubauen. Dabei ist dessen Position insbesondere gegen „strukturellen Druck" abzusichern. Die Befugnisse erfassen dabei die Überprüfung und den Einsatz von KI-Systemen, ähnlich denen eines Datenschutzbeauftragten.

23. **Medizinische Ausbildung:** Handlungsbedarf besteht beim medizinischen Personal vor allem bei der Vermittlung neuer Kompetenzen im Umgang mit KI sowie der Bereitstellung notwendiger Informationen. Dafür wird es wichtig sein, dem Einsatz von KI in der medizinischen Ausbildung eine größere Rolle zuteilwerden zu lassen. Sowohl die Vermittlung digitaler Kompetenzen im Allgemeinen als auch von ML im Besonderen werden bereits Teil der neuen ärztlichen Approbationsordnung sein, die voraussichtlich 2025 in Kraft treten soll [132]. Wichtig wird sein, darauf zu achten, dass die Anwendungsbeispiele im Studium stets aktuell bleiben. Hierfür sollte auf digitale Lehrangebote zurückgegriffen werden [133].

24. **Fort- und Weiterbildung des medizinischen Personals:** Da nicht nur eine neue Generation von Mediziner:innen die notwendigen Kompetenzen mitbringen soll, werden Fort- und Weiterbildung für das gesamte medizinische Personal besonders relevant. Diese gehen mit gewissen Sorgfaltspflichten einher [134]: 1) Schulungspflicht: Es sollten regelmäßige Schulungen im

Umgang mit dem KI-System durchgeführt werden [97]. 2) Instruktions-pflichten: Bei der Überlassung eines KI-Systems an Dritte gelten Instruk-tionspflichten, die sowohl Hersteller:innen als auch Verleiher:innen beachten müssen [135]. Insbesondere ist darauf hinzuweisen, dass die Anwendung nur für den vorgesehenen Zweck zu erfolgen hat [134]. 3) Überwachungs-pflichten: Grundsätzlich sollten KI-Systeme vor ihrem Einsatz – ggf. auch durch Hilfspersonen – auf erkennbare Mängel überprüft werden [95, 136]. So ist eine Inbetriebnahme nur sorgfaltsgemäß, wenn zu diesem Zeitpunkt keine offensichtlichen Mängel an dem System erkennbar sind [128, 137]. Darüber hinaus müssen Anwender:innen während des Betriebs des Systems ihrer Pflicht zur Überwachung nachkommen. Entsprechend ist ein Weiter-betreiben eines als fehlerhaft erkannten Systems sorgfaltswidrig [97, 128, 135].

Zusammenfassung der Ergebnisse

Zusammenfassung der Ergebnisse

Gesetzgebung	Entwicklung	Klinik
8: Ausdrückliche Regelungen bezüglich der diskriminierenden Eigenschaften von KI	**1:** Bewusstsein über die soziotechnischen Herausforderungen	**20:** Bestehende Organisationsstrukturen für den Einsatz von KI nutzbar machen
10: Vorgaben zur Standardisierung der Erklärungen, der Funktionsweise eines KI-Systems und der Art der Datenverarbeitung	**2:** Entwicklung nach klinischem Bedarf und im Austausch mit relevanten Akteuren in der Klinik	**14:** Einführung eines partizipativen Risikomanagements
11: Eingliederung der KI-Systeme in Risikoklassen	**3:** Alternativen für den Einsatz von bestimmten KI-Systemen in Betracht ziehen	**21:** Etablierung verschiedener Formate für Feedback und Beschwerden
12/13: Gebündelte Erneuerung der zugelassenen Software im Rahmen der UDI	**4:** Testung in anwendungsnahen Szenarien und unter Berücksichtigung von Feedback zukünftiger Anwender:innen sowie klinischen Expert:innen	**22:** Ausbau von Schnittstellen zwischen Informationstechnologie und Medizin
15: Einbezug unabhängiger Gremien bei der Zulassung, wie Ethikkommissionen und andere Prüfungskomitees		**9:** Aufklärung über Risiken und Alternativen des Einsatzes von KI
16: Explizite Einbindung von Software in das Produkthaftungsgesetz	**5:** Mitarbeit an prospektiven klinischen Studien	**23/24:** Reformierung der medizinischen Ausbildung sowie Fort- und Weiterbildungsmaßnahmen
17: Verschuldensabhängige Haftung auf Herstellerseite	**6/7:** Ausgestaltung von Möglichkeiten der Erklärbarkeit, Visualisierung und Dokumentation als Voraussetzung für bedeutsame Kontrolle	**19:** Einführung von Entschädigungsfonds in Fällen, in denen Geschädigte ansonsten schutzlos gestellt sind
18: Partizipatorische Eruierung der Quotelungen		

Abb. A.1 Forderungen entlang der 24 Empfehlungen aus Kap. 5 an die Gesetzgebung, die Entwicklung und das Klinikmanagement

Was Sie aus diesem *essential* mitnehmen können

- Auch wenn KI-Systeme bereits in einigen Bereichen klinischer Praxis zur Entscheidungsunterstützung eingesetzt werden, liegt der Großteil ihres Potenzials noch in der Zukunft
- Anforderungen an die Einführung neuer Systeme in den klinischen Alltag sind, partizipative Entscheidungsfindung zu fördern und Ansprüchen an Vertrauen, Transparenz und Verantwortungszuschreibung gerecht zu werden
- Empirische Einblicke lassen darauf schließen, dass der Einsatz eines KI-Systems bisherigen Strukturen der Entscheidungsfindung nicht entgegenstehen sollten und dass Anwender:innen Kontrollansprüche gegenüber den Systemen äußern
- Das Konzept der *Meaningful Human Control* bietet eine Möglichkeit, Kontrollansprüchen gerecht zu werden sowie Verantwortungszuschreibung möglich zu machen, ist dadurch jedoch selbst voraussetzungsvoll
- Für die Implementierung zukünftig relevanter KI-Systeme in den klinischen Alltag empfehlen sich daher neben der Möglichkeit einer bedeutsamen Kontrolle über KI-Systeme eine anwendungsorientierte Entwicklung, angepasste Verfahren für die Zertifizierung und Zulassung, Haftungsmöglichkeiten sowie ein kontinuierlicher Einbezug klinischer Organisationsstrukturen

© Der/die Herausgeber bzw. der/die Autor(en) 2023

D. Samhammer et al., *Klinische Entscheidungsfindung mit Künstlicher Intelligenz*, essentials, https://doi.org/10.1007/978-3-662-67008-8

Literatur

1. High-level expert group on artificial intelligence. (2019). Ethics guidelines for trustworthy AI. Shaping Europe's digital future. https://digital-strategy.ec.europa.eu/en/library/ethics-guidelines-trustworthy-ai. Zugegriffen: 4. Aug. 2022.
2. Panch, T., Szolovits, P., & Atun, R. (2018). Artificial intelligence, machine learning and health systems. *Journal of Global Health, 8*(2), 020303. https://doi.org/10.7189/jogh.08.020303.
3. Mainzer, K. (2016). *Künstliche Intelligenz – Wann übernehmen die Maschinen?* Berlin/Heidelberg: Springer.
4. Sonar, A., & Weber, K. (2022). Künstliche Intelligenz, Medizin, Ethik. Ein Vorwort. In A. Sonar & K. Weber (Hrsg.), *Künstliche Intelligenz und Gesundheit,* (S. 7–12). Stuttgart: Franz Steiner Verlag. https://doi.org/10.25162/9783515129770.
5. Gahnberg, C. (2021). What rules? Framing the governance of artificial agency. *Policy and Society, 40*(2), 194–210. https://doi.org/10.1080/14494035.2021.1929729.
6. Gethmann, C. F., Buxmann, P., & Distelrath, J. (2022). *Künstliche Intelligenz in der Forschung: Neue Möglichkeiten und Herausforderungen für die Wissenschaft.* Berlin/Heidelberg: Springer.
7. Panch, T., Mattie, H., & Celi, L. A. (2019). The "inconvenient truth" about AI in healthcare. *npj Digital Medicine, 2*(1), 1–3. https://doi.org/10.1038/s41746-019-0155-4.
8. Benjamens, S., Dhunnoo, P., & Meskó, B. (2020). The state of artificial intelligence-based FDA-approved medical devices and algorithms: An online database. *npj Digital Medicine, 3*(1), 1–8. https://doi.org/10.1038/s41746-020-00324-0.
9. AI for Radiology. (2022). One year of MDR: 17% of products comply. https://grand-challenge.org/aiforradiology/blogs/one-year-of-mdr-17-of-products-comply/. Zugegriffen: 9. Aug. 2022.
10. Vogd, W. (Hrsg.). (2018). *Entscheidungsfindung im Krankenhausmanagement: Zwischen gesellschaftlichem Anspruch, ökonomischen Kalkülen und professionellen Rationalitäten.* Wiesbaden: Springer Fachmedien.
11. Shafi, I., Ansari, S., Din, S., Jeon, G., & Paul, A. (2021). Artificial neural networks as clinical decision support systems. *Concurrency and Computation: Practice and Experience, 33*(22), e6342. https://doi.org/10.1002/cpe.6342.
12. Topol, E. (2019). High-performance medicine: The convergence of human and artificial intelligence. *Nature Medicine, 25*(1), 44–56. https://doi.org/10.1038/s41591-018-0300-7.

13. Jie, Z., Zhiying, Z., & Li, L. (2021). A meta-analysis of Watson for Oncology in clinical application. *Scientific Reports, 11*(1), 5792. https://doi.org/10.1038/s41598-021-84973-5.

14. Chambers, D., Cantrell, A. J., Johnson, M., Preston, L., Baxter, S. K., Booth, A., et al. (2019). Digital and online symptom checkers and health assessment/triage services for urgent health problems: Systematic review. *British Medical Journal Open, 9*(8), e027743. https://doi.org/10.1136/bmjopen-2018-027743.

15. Mittelstadt, B., Allo, P., Taddeo, M., Wachter, S., & Floridi, L. (2016). The ethics of algorithms: Mapping the debate. *Big Data & Society,* 3(2). https://doi.org/10.1177/205 3951716679679.

16. Tsamados, A., Aggarwal, N., Cowls, J., Morley, J., Roberts, H., Taddeo, M., et al. (2022). The ethics of algorithms: Key problems and solutions. *AI & SOCIETY, 37*(1), 215–230. https://doi.org/10.1007/s00146-021-01154-8.

17. Morley, J., Floridi, L., Kinsey, L., & Elhalal, A. (2019). From What to How: An Initial Review of Publicly Available AI Ethics Tools, Methods and Research to Translate Principles into Practices (SSRN Scholarly Paper No. ID 3830348). Rochester, NY: Social Science Research Network. https://doi.org/10.2139/ssrn.3830348.

18. Wiemeyer, J. (2016). Gesundheit – Begriff, Modelle und Interventionen. In J. Wiemeyer (Hrsg.), *Serious Games für die Gesundheit: Anwendung in der Prävention und Rehabilitation im Überblick,* (S. 5–12). Wiesbaden: Springer Fachmedien. https://doi.org/10.1007/978-3-658-15472-1_2.

19. Dabrock, P. (2012). *Befähigungsgerechtigkeit: Ein Grundkonzept konkreter Ethik in fundamentaltheologischer Perspektive.* Gütersloh: Gütersloher Verlagshaus.

20. Dabrock, P. (2016). Gesundheit/Gesundheitspolitik. In J. Hübner (Hrsg.), *Evangelisches Soziallexikon* (S. 607–612). Stuttgart: Kohlhammer.

21. Huber, W. (2013). *Ethik: Die Grundfragen unseres Lebens von der Geburt bis zum Tod.* München: Beck.

22. Coeckelbergh, M. (2015). Good healthcare is in the "How": The quality of care, the role of machines, and the need for new skills. In S. P. van Rysewyk & M. Pontier (Hrsg.), *Machine Medical Ethics,* (S. 33–47). Cham: Springer International Publishing. https://doi.org/10.1007/978-3-319-08108-3_3.

23. Ho, C.W.-L., & Caals, K. (2021). A call for an ethics and governance action plan to harness the power of artificial intelligence and digitalization in nephrology. *Seminars in Nephrology, 41*(3), 282–293. https://doi.org/10.1016/j.semnephrol.2021.05.009.

24. While, A. (2019). Shared decision-making. *British Journal of Community Nursing,* 24(5), 250–250. https://doi.org/10.12968/bjcn.2019.24.5.250.

25. Dirmaier, J., & Härter, M. (2016). Diagnoseaufklärung, Information und Entscheidung über Behandlungen – Patientenbeteiligung und partizipative Entscheidungsfindung. In J. Jerosch & C. Linke (Hrsg.), *Patientenzentrierte Medizin in Orthopädie und Unfallchirurgie: Lösungen für Patientenorientierung, Qualität und Wirtschaftlichkeit,* (S. 15–29). Berlin/Heidelberg: Springer. https://doi.org/10.1007/978-3-662-48081-6_2.

26. Driever, E. M., Stiggelbout, A. M., & Brand, P. L. P. (2020). Shared decision making: Physicians' preferred role, usual role and their perception of its key components. *Patient Education and Counseling, 103*(1), 77–82. https://doi.org/10.1016/j.pec.2019.08.004.

27. Driever, E. M., Stiggelbout, A. M., & Brand, P. L. P. (2022). Do consultants do what they say they do? Observational study of the extent to which clinicians involve their patients in the decision-making process. *British Medical Journal Open, 12*(1), e056471. https://doi.org/10.1136/bmjopen-2021-056471.

28. Taddeo, M., & Floridi, L. (2018). How AI can be a force for good. *Science.* 361(6404), 751-752. https://doi.org/10.1126/science.aat5991.

29. Nürnberger, S., & Bugiel, S. (2016). Autonome Systeme. *Datenschutz und Datensicherheit - DuD, 40*(8), 503–506. https://doi.org/10.1007/s11623-016-0646-2.

30. Braun, M., Hummel, P., Beck, S., & Dabrock, P. (2021). Primer on an ethics of AI-based decision support systems in the clinic. *Journal of Medical Ethics, 47*, e3. http://dx.doi.org/10.1136/medethics-2019-105860.

31. Beauchamp, T. L., & Childress, J. F. (2019). *Principles of biomedical ethics.* New York: Oxford University Press.

32. Zuchowski, M. L., & Zuchowski, L. (2022). Ethische Aspekte von KI-Anwendungen in der Medizin. In M. A. Pfannstiel (Hrsg.), *Künstliche Intelligenz im Gesundheitswesen: Entwicklungen, Beispiele und Perspektiven,* (S. 285–310). Wiesbaden: Springer Fachmedien. https://doi.org/10.1007/978-3-658-33597-7_12.

33. von Eschenbach, W. J. (2021). Transparency and the Black Box Problem: Why We Do Not Trust AI. *Philosophy & Technology, 34*, 1607–1622. https://doi.org/10.1007/s13347-021-00477-0.

34. Böhme, G. (2008). *Invasive Technisierung: Technikphilosophie und Technikkritik.* Kusterdingen: Die Graue Edition.

35. World Health Organization. (2021). WHO consultative meeting on science and technology foresight function for global health, 13 July 2021: Report. Geneva: World Health Organization. https://apps.who.int/iris/handle/10665/346678. Zugegriffen: 15. Jan. 2023.

36. Dixon-Woods, M., & Pronovost, P. J. (2016). Patient safety and the problem of many hands. *BMJ Quality & Safety, 25*(7), 485–488. https://doi.org/10.1136/bmjqs-2016-005232.

37. Tigard, D. W. (2021). There is no techno-responsibility gap. *Philosophy & Technology, 34*(3), 589–607. https://doi.org/10.1007/s13347-020-00414-7.

38. The DECIDE-AI Steering Group. (2021). DECIDE-AI: New reporting guidelines to bridge the development-to-implementation gap in clinical artificial intelligence. *Nature Medicine, 27*(2), 186–187. https://doi.org/10.1038/s41591-021-01229-5.

39. McGenity, C., & Treanor, D. (2021). Guidelines for clinical trials using artificial intelligence – SPIRIT-AI and CONSORT-AI. *The Journal of Pathology, 253*(1), 14–16. https://doi.org/10.1002/path.5565.

40. Collins, G. S., Dhiman, P., Navarro, C. L. A., Ma, J., Hooft, L., Reitsma, J. B., et al. (2021). Protocol for development of a reporting guideline (TRIPOD-AI) and risk of bias tool (PROBAST-AI) for diagnostic and prognostic prediction model studies based on artificial intelligence. *British Medical Journal Open, 11*(7), e048008. https://doi.org/10.1136/bmjopen-2020-048008.

41. Floridi, L., & Cowls, J. (2019). A Unified Framework of Five Principles for AI in Society. *Harvard Data Science Review, 1*(1). https://doi.org/10.1162/99608f92.8cd550d1.

42. Steinrötter, B. (2020). Personal Robots in der Pflege. In M. Ebers, C. Heinze, T. Krügel, & B. Steinrötter (Hrsg.), *Künstliche Intelligenz und Robotik: Rechtshandbuch*, (S. 793–830). München: Beck.

43. Roller, R., Mayrdorfer, M., Duettmann, W., Naik, M. G., Schmidt, D., Halleck, F., et al. (2022). Evaluation of a clinical decision support system for detection of patients at risk after kidney transplantation. *Frontiers in Public Health, 10.* https://doi.org/10.3389/fpubh.2022.979448.

44. Samhammer, D., Roller, R., Hummel, P., Osmanodja, B., Burchardt, A., Mayrdorfer, M., et al. (2022). "Nothing works without the doctor:" Physicians' perception of clinical decision-making and artificial intelligence. *Frontiers in Medicine, 9.* https://doi.org/10.3389/fmed.2022.1016366.

45. Osmanodja, B., Samhammer, D., Roller, R., Beck, S., Burchardt, A., Duettmann, W., et al. (2023). Influence of AI-based decision support on shared decision making in hemodialysis: A Wizard of Oz experiment (preprint). *Health Informatics.* https://doi.org/10.1101/2023.01.12.23284468.

46. Yu, K.-H., Beam, A. L., & Kohane, I. S. (2018). Artificial intelligence in healthcare. *Nature Biomedical Engineering, 2*(10), 719–731. https://doi.org/10.1038/s41551-018-0305-z.

47. Worf, K., Tränkner, N., & Wilke, M. (2020). Evidenzbasierte Medizin in Deutschland – Zugangssteuerung oder Innovationsbremse für Medizinprodukte? In M. A. Pfannstiel, R. Jaeckel, & P. Da-Cruz (Hrsg.), *Market Access im Gesundheitswesen: Hürden und Zugangswege zur Gesundheitsversorgung*, (S. 135–167). Wiesbaden: Springer Fachmedien. https://doi.org/10.1007/978-3-658-25141-3_8.

48. Holzinger, A., Kieseberg, P., Weippl, E., & Tjoa, A. M. (2018). Current Advances, Trends and Challenges of Machine Learning and Knowledge Extraction: From Machine Learning to Explainable AI. In A. Holzinger, P. Kieseberg, A. M. Tjoa, & E. Weippl (Hrsg.), *Machine Learning and Knowledge Extraction*, (S. 1–8). Cham: Springer International Publishing. https://doi.org/10.1007/978-3-319-99740-7_1.

49. Wadden, J. J. (2021). Defining the undefinable: The black box problem in healthcare artificial intelligence. *Journal of Medical Ethics, 48*, 764–768. https://doi.org/10.1136/medethics-2021-107529.

50. Gillmann, C., Smit, N. N., Gröller, E., Preim, B., Vilanova, A., & Wischgoll, T. (2021). Ten Open Challenges in Medical Visualization. *IEEE Computer Graphics and Applications, 41*(5), 7–15. https://doi.org/10.1109/MCG.2021.3094858.

51. Tobia, K., Nielsen, A., & Stremitzer, A. (2021). When Does Physician Use of AI Increase Liability? *Journal of Nuclear Medicine, 62*(1), 17–21. https://doi.org/10.2967/jnumed.120.256032.

52. Wenk, H. (2020). Kommunikation in Zeiten künstlicher Intelligenz. *Gefässchirurgie, 25*(5), 339–344. https://doi.org/10.1007/s00772-020-00644-1.

53. Kempt, H., & Nagel, S. K. (2021). Responsibility, second opinions and peer-disagreement: Ethical and epistemological challenges of using AI in clinical diagnostic contexts. *Journal of Medical Ethics, 48*, 222–229. https://doi.org/10.1136/medethics-2021-107440.

54. Fernau, S., Schleidgen, S., Schickhardt, C., Oßa, A.-K., & Winkler, E. C. (2018). Zur Rolle und Verantwortung von Ärzten und Forschern in systemmedizinischen Kontexten: Ergebnisse einer qualitativen Interviewstudie. *Ethik in der Medizin, 30*(4),

307–324. https://doi.org/10.1007/s00481-018-0494-8.

55. Santoni de Sio, F., & van den Hoven, J. (2018). Meaningful Human Control over Autonomous Systems: A Philosophical Account. *Frontiers in Robotics and AI, 5*, 15. https://doi.org/10.3389/frobt.2018.00015.

56. Horowitz, M., & Scharre, P. (2015). Meaningful Human Control in Weapon Systems: A Primer. https://www.cnas.org/publications/reports/meaningful-human-control-in-weapon-systems-a-primer. Zugegriffen: 15. Jan. 2023.

57. van der Waa, J., Verdult, S., van den Bosch, K., van Diggelen, J., Haije, T., van der Stigchel, B., et al. (2021). Moral Decision Making in Human-Agent Teams: Human Control and the Role of Explanations. *Frontiers in Robotics and A, 1*, 8. https://doi.org/10.3389/frobt.2021.640647.

58. Babushkina, D. (2022). Are we justified attributing a mistake in diagnosis to an AI diagnostic system? *AI and Ethics.* https://doi.org/10.1007/s43681-022-00189-x.

59. Holford, W. D. (2022). 'Design-for-responsible' algorithmic decision-making systems: A question of ethical judgement and human meaningful control. *AI and Ethics.* https://doi.org/10.1007/s43681-022-00144-w.

60. Ficuciello, F., Tamburrini, G., Arezzo, A., Villani, L., & Siciliano, B. (2019). Autonomy in surgical robots and its meaningful human control. *Paladyn, Journal of Behavioral Robotics, 10*(1), 30–43. https://doi.org/10.1515/pjbr-2019-0002.

61. Colaner, N. (2022). Is explainable artificial intelligence intrinsically valuable? *AI & SOCIETY, 37*(1), 231–238. https://doi.org/10.1007/s00146-021-01184-2.

62. König, P. D. (2022). Challenges in enabling user control over algorithm-based services. *AI & SOCIETY.* https://doi.org/10.1007/s00146-022-01395-1.

63. Lam, N. (2022). Explanations in AI as claims of tacit knowledge. *Minds and Machines, 32*, 135–158. https://doi.org/10.1007/s11023-021-09588-1.

64. Maclure, J. (2021). AI, explainability and public reason: The argument from the limitations of the human mind. *Minds and Machines, 31*(3), 421–438. https://doi.org/10.1007/s11023-021-09570-x.

65. Ratti, E., & Graves, M. (2022). Explainable machine learning practices: Opening another black box for reliable medical AI. *AI and Ethics.* https://doi.org/10.1007/s43681-022-00141-z.

66. Miller, T. (2018). Explanation in Artificial Intelligence: Insights from the Social Sciences. arXiv:1706.07269 *[cs]*. http://arxiv.org/abs/1706.07269. Zugegriffen: 15. Jan. 2023.

67. Asghari, H., Birner, N., Burchardt, A., Dicks, D., Faßbender, J., Feldhus, N. et al. (2022). What to explain when explaining is difficult. An interdisciplinary primer on XAI and meaningful information in automated decision-making. *Zenodo.* https://doi.org/10.5281/zenodo.6375784.

68. Methnani, L., Aler Tubella, A., Dignum, V., & Theodorou, A. (2021). Let me take over: Variable autonomy for meaningful human control. *Frontiers in Artificial Intelligence, 4*, 133. https://doi.org/10.3389/frai.2021.737072.

69. Baxter, G., & Sommerville, I. (2011). Socio-technical systems: From design methods to systems engineering. *Interacting with Computers, 23*(1), 4–17. https://doi.org/10.1016/j.intcom.2010.07.003.

70. Ackerman, M. S., Goggins, S. P., Herrmann, T., Prilla, M., & Stary, C. (Hrsg.). (2018). *Designing healthcare that works: A socio-technical approach.* London/San Diego: Academic.

71. Misselhorn, C. (2022). Grundsätze der Maschinenethik. In A. Krabbe, H. M. Niemann, & T. von Woedtke (Hrsg.), *Künstliche Intelligenz: Macht der Maschinen und Algorithmen zwischen Utopie und Realität.* Leipzig: Evangelische Verlagsanstalt.

72. de Sio, F. S., Mecacci, G., Calvert, S., Heikoop, D., Hagenzieker, M., & van Arem, B. (2022). Realising meaningful human control over automated driving systems: A multidisciplinary approach. *Minds and Machines.* https://doi.org/10.1007/s11023-022-09608-8.

73. Jarrahi, M. H. (2018). Artificial intelligence and the future of work: Human-AI symbiosis in organizational decision making. *Business Horizons, 61*(4), 577–586. https://doi.org/10.1016/j.bushor.2018.03.007.

74. Vasey, B., Nagendran, M., Campbell, B., Clifton, D. A., Collins, G. S., Denaxas, S., et al. (2022). Reporting guideline for the early stage clinical evaluation of decision support systems driven by artificial intelligence: DECIDE-AI. *BMJ, 377*, e070904. https://doi.org/10.1136/bmj-2022-070904.

75. Wilhelm, D., Hartwig, R., McLennan, S., Arnold, S., Mildner, P., Feußner, H., et al. (2022). Ethische, legale und soziale Implikationen bei der Anwendung künstliche-Intelligenz-gestützter Technologien in der Chirurgie. *Der Chirurg, 93*(3), 223–233. https://doi.org/10.1007/s00104-022-01574-2.

76. Sonar, A., & Weber, K. (2022). Zur Ethik medizinischer KI-Unterstützungssysteme in Theorie und Empirie. Ein qualitativer Vergleich der ethischen (und sozialen) Implikationen aus Literatur- und Expert*innenperspektive. In A. Sonar & K. Weber (Hrsg.), *Künstliche Intelligenz und Gesundheit*, (S.155-205). Stuttgart: Franz Steiner Verlag.

77. Solanki, P., Grundy, J., & Hussain, W. (2022). Operationalising ethics in artificial intelligence for healthcare: A framework for AI developers. *AI and Ethics.* https://doi.org/10.1007/s43681-022-00195-z.

78. Munn, L. (2022). The uselessness of AI ethics. *AI and Ethics.* https://doi.org/10.1007/s43681-022-00209-w.

79. Dwork, C., & Minow, M. (2022). Distrust of Artificial Intelligence: Sources & Responses from Computer Science & Law. *Daedalus, 151*(2), 309–321. https://doi.org/10.1162/daed_a_01918.

80. Braun, M., Bleher, H., & Hummel, P. (2021). A leap of faith: Is there a formula for "Trustworthy" AI? *Hastings Center Report, 51*(3), 17–22. https://doi.org/10.1002/hast.1207.

81. Ott, T., & Dabrock, P. (2022). Transparent human – (non-) transparent technology? The Janus-faced call for transparency in AI-based health care technologies. *Frontiers in Genetics, 13.* https://doi.org/10.3389/fgene.2022.902960.

82. Santoni de Sio, F., & Mecacci, G. (2021). Four Responsibility Gaps with Artificial Intelligence: Why they Matter and How to Address them. *Philosophy & Technology, 34*(4), 1057–1084. https://doi.org/10.1007/s13347-021-00450-x.

83. Bleher, H., & Braun, M. (2022). Diffused responsibility: Attributions of responsibility in the use of AI-driven clinical decision support systems. *AI and Ethics.* https://doi.org/10.1007/s43681-022-00135-x.

84. Mäntymäki, M., Minkkinen, M., Birkstedt, T., & Viljanen, M. (2022). Defining organizational AI governance. *AI and Ethics.* https://doi.org/10.1007/s43681-022-00143-x.
85. Beck, S., & Faber, M. (2022). Rechtlicher Rahmen des Einsatzes von KI in der Medizin. In B. Oppermann & P. Buck-Heeb (Hrsg.), *Automatisierte Systeme*, (S. 267–300). München: Beck.
86. Stellpflug, T. (2020). KI und smarte Robotik im Kriegseinsatz. In M. Ebers, C. Heinze, T. Krügel, & B. Steinrötter (Hrsg.), *Künstliche Intelligenz und Robotik: Rechtshandbuch*, (S. 989–1010). München: Beck.
87. Beck, S. (2017). Digitalisierung und Schuld. In T. Fischer & E. Hoven (Hrsg.), *Schuld*, (S. 289–302). Baden-Baden: Nomos.
88. Sharkey, N. (2016). Staying in the loop: Human supervisory control of weapons. In C. Kreß, H.-Y. Liu, N. Bhuta, R. Geiß, & S. Beck (Hrsg.), *Autonomous Weapons Systems: Law, Ethics, Policy*, (S. 23–38). Cambridge: Cambridge University Press. https://doi.org/10.1017/CBO9781316597873.002.
89. Niederée, C., & Nejdl, W. (2020). Technische Grundlagen der KI. In M. Ebers, C. Heinze, T. Krügel, & B. Steinrötter (Hrsg.), *Künstliche Intelligenz und Robotik: Ein Rechtshandbuch*, (S. 42–81). München: Beck.
90. Beck, S. (2019). Künstliche Intelligenz – ethische und rechtliche Herausforderungen. In K. Mainzer (Hrsg.), *Philosophisches Handbuch Künstliche Intelligenz* (S. 1–28). Wiesbaden: Springer Fachmedien.
91. Beck, S. (2020). Strafrechtliche Implikationen von Recht und Robotik. In M. Ebers, C. Heinze, T. Krügel, & B. Steinrötter (Hrsg.), *Künstliche Intelligenz und Robotik: Rechtshandbuch*, (S. 243–269). München: Beck.
92. Europäische Kommission (2022). Vorschlag für eine Richtlinie des Europäischen Parlaments und des Rates zur Anpassung der Vorschriften über außervertragliche zivilrechtliche Haftung an künstliche Intelligenz (Richtlinie über KI-Haftung). https://eur-lex.europa.eu/legal-content/DE/TXT/?uri=CELEX:52022PC0496. Zugegriffen: 15. Jan. 2023.
93. Walchshofer, M., & Riedl, R. (2017). Der Chief Digital Officer (CDO): Eine empirische Untersuchung. *HMD Praxis der Wirtschaftsinformatik, 54*(3), 324–337. https://doi.org/10.1365/s40702-017-0320-7.
94. Horlacher, A., & Hess, T. (2016). What Does a Chief Digital Officer Do? Managerial Tasks and Roles of a New C-Level Position in the Context of Digital Transformation. In *2016 49th Hawaii International Conference on System Sciences (HICSS)*, (S. 5126–5135). Gehalten auf der 2016 49th Hawaii International Conference on System Sciences (HICSS). https://doi.org/10.1109/HICSS.2016.634.
95. Eichelberger, J. (2022). Arzthaftung. In K. Chibanguza, C. Kuß, & H. Steege (Hrsg.), *Künstliche Intelligenz: Recht und Praxis automatisierter und autonomer Systeme*, (S. 655–674). Baden-Baden: Nomos.
96. Lohmann, A., & Schömig, A. (2020). „Digitale Transformation" im Krankenhaus. Gesellschaftliche und rechtliche Herausforderungen durch das Nebeneinander von Ärzten und Künstlicher Intelligenz. In S. Beck, C. Kusche, B. Valerius, & Forschungsstelle RobotRecht (Hrsg.), *Digitalisierung, Automatisierung, KI und Recht: Festgabe zum 10-jährigen Bestehen der Forschungsstelle RobotRecht*, (S. 345-364). Baden-Baden: Nomos.

97. Katzenmeier, C. (2021). KI in der Medizin – Haftungsfragen. *Medizinrecht, 39*(10), 859–867. https://doi.org/10.1007/s00350-021-6001-0.
98. Knauer, & Brose. (2018). StGB § 223 Körperverletzung. In Spickhoff (Hrsg.) *Medizinrecht*. https://beck-online.beck.de/Bcid/Y-400-W-SpickhoffKoMedR-G-StGB-P-223. Zugegriffen: 15. Jan. 2023.
99. Duttge, G. (2020). § 15 StGB Vorsätzliches und fahrlässiges Handeln. In V. Erb & J. Schäfer (Hrsg.), *Münchner Kommentar zum StGB: Band 1*. München: Beck.
100. Sander, M., & Hollinger, J. (2017). Strafrechtliche Verantwortlichkeit im Zusammenhang mit automatisiertem Fahren. *Neue Zeitschrift für Strafrecht, (4)*, 193–206.
101. Conrad, C. S. (2018). Kann die Künstliche Intelligenz den Menschen entschlüsseln? — Neue Forderungen zum Datenschutz. *Datenschutz und Datensicherheit - DuD, 42*(9), 541–546. https://doi.org/10.1007/s11623-018-0996-z.
102. Krügel, T., & Pfeiffenbring, J. (2020). Datenschutzrechtliche Herausforderungen von KI. In M. Ebers, C. Heinze, T. Krügel, & B. Steinrötter (Hrsg.), *Künstliche Intelligenz und Robotik: Rechtshandbuch,* (S. 413–441). München: Beck.
103. Mantz, R., & Spittka, J. (2020). Datenschutz und IT-Sicherheit. In T. Sassenberg & T. Faber (Hrsg.), *Rechtshandbuch Industrie 4.0 und Internet of Things,* (S. 197–247). München: Beck.
104. Holthausen, J. (2021). Big Data, People Analytics, KI und Gestaltung von Betriebsvereinbarungen - Grund-, arbeits- und datenschutzrechtliche AN- und Herausforderungen. *Recht der Arbeit, 1,* 19–32.
105. Siems, J., & Repka, T. (2021). Unrechtmäßige Nutzung von KI-Trainingsdaten als Gefahr für neue Geschäftsmodelle? – Compliance-Anforderungen bei der Entwicklung von KI-Systemen. (1), 517–534.
106. Käde, L., & von Maltzan, S. (2020). Die Erklärbarkeit von Künstlicher Intelligenz (KI): Entmystifizierung der Black Box und Chancen für das Recht. *Computer und Recht, 36*(1), 66–72. https://doi.org/10.9785/cr-2020-360115.
107. Budde, K. et al. (2020). KI in der Medizin und Pflege aus der Perspektive Betroffener. *Tagungsbericht zum Runden Tisch mit Patientenvertretungen aus der Plattform Lernende Systeme*. https://www.plattform-lernende-systeme.de/publikationsliste.html. Zugegriffen: 15. Jan. 2023.
108. Droste, W. (2018). Intelligente Medizinprodukte: Verantwortlichkeiten des Herstellers und ärztliche Sorgfaltspflichten. *MPR, 4,* 109–115.
109. Prütting, J., & Wolk, T. (2020). Software unter dem Regime der europäischen Medizinprodukteverordnung (2017/745/EU): – Ein massives Innovationshemmnis! –. *Medizinrecht, 38*(5), 359–365. https://doi.org/10.1007/s00350-020-5534-y.
110. Europäische Kommission (2021). Erwägungsgründe KI-Verordnung (Vorschlag). https://lexparency.de/eu/52021PC0206/PRE/. Zugegriffen: 15. Jan. 2023.
111. Jörg, J. (2018). *Digitalisierung in der Medizin: Wie Gesundheits-Apps, Telemedizin, künstliche Intelligenz und Robotik das Gesundheitswesen revolutionieren.* Berlin/Heidelberg: Springer. https://doi.org/10.1007/978-3-662-57759-2.
112. Liang, W., Tadesse, G. A., Ho, D., Fei-Fei, L., Zaharia, M., Zhang, C., et al. (2022). Advances, challenges and opportunities in creating data for trustworthy AI. *Nature Machine Intelligence, 4*(8), 669–677. https://doi.org/10.1038/s42256-022-00516-1.

113. Celi, L. A., Fine, B., & Stone, D. J. (2019). An awakening in medicine: The partnership of humanity and intelligent machines. *The Lancet Digital Health, 1*(6), e255–e257. https://doi.org/10.1016/S2589-7500(19)30127-X.

114. Quinlan, J. R. (1986). Induction of decision trees. *Machine Learning, 1*(1), 81–106. https://doi.org/10.1007/BF00116251.

115. Mitchell, M., Wu, S., Zaldivar, A., Barnes, P., Vasserman, L., Hutchinson, B. et al. (2019). Model Cards for Model Reporting. In *Proceedings of the Conference on Fairness, Accountability, and Transparency*, (S. 220–229). Gehalten auf der FAT* 19: Conference on Fairness, Accountability, and Transparency, Atlanta GA USA: ACM. https://doi.org/10.1145/3287560.3287596.

116. Gebru, T., Morgenstern, J., Vecchione, B., Vaughan, J. W., Wallach, H., Iii, H. D., et al. (2021). Datasheets for datasets. *Communications of the ACM, 64*(12), 86–92. https://doi.org/10.1145/3458723.

117. Norori, N., Hu, Q., Aellen, F. M., Faraci, F. D., & Tzovara, A. (2021). Addressing bias in big data and AI for health care: A call for open science. *Patterns, 2*(10), 100347. https://doi.org/10.1016/j.patter.2021.100347.

118. Dettling, H.-U. (2019). Künstliche Intelligenz und digitale Unterstützung ärztlicher Entscheidungen in Diagnostik und Therapie. *Pharmarecht, 12*, 633–642.

119. OLG Dresden. (2008). Neue Juristische Online-Zeitschrift, 4, 247-255.

120. Blechschmitt, L. (2017). *Die straf- und zivilrechtliche Haftung des Arztes beim Einsatz roboterassestierter Chirurgie*. Baden-Baden: Nomos.

121. Katzenmeier, C. (2006). Aufklärung über neue medizinische Behandlungsmethoden - „Robodoc". *Neue Juristische Wochenschrift, 38*, 2738–2741.

122. Jorzig, A., & Sarangi, F. (2020). *Digitalisierung im Gesundheitswesen: Ein kompakter Streifzug durch Recht, Technik und Ethik*. Berlin/Heidelberg: Springer.

123. Katzenmeier, C. (2021). Aufklärungspflicht und Einwilligung. In A. Laufs, C. Katzenmeier, & V. Lipp (Hrsg.), *Arztrecht*, (S. 113–176). München: Beck.

124. Steinrötter, B. (2020). Datenschutzrechtliche Implikationen beim Einsatz von Pflegerobotern. *Zeitschrift für Datenschutz, 7*, 336–340.

125. Hummel, P., Braun, M., Augsberg, S., von Ulmenstein, U., & Dabrock, P. (2021). *Datensouveränität: Governance-Ansätze für den Gesundheitsbereich*. Wiesbaden: Springer Fachmedien. https://doi.org/10.1007/978-3-658-33755-1.

126. Dierks, C. (2019). Brauchen wir mehr Patientenvertretung in Deutschland? Analyse und Ausblick. *Bundesgesundheitsblatt - Gesundheitsforschung - Gesundheitsschutz, 62*(9), 1113–1119. https://doi.org/10.1007/s00103-019-02994-y.

127. Müller-Quade, J. et al. (2020). Sichere KI-Systeme für die Medizin. https://www.plattform-lernende-systeme.de/publikationsliste.html. Zugegriffen: 15. Jan. 2023.

128. Eichelberger, J. (2020). Zivilrechtliche Haftung für KI und smarte Robotik. In M. Ebers, C. Heinze, T. Krügel, & B. Steinrötter (Hrsg.), *Künstliche Intelligenz und Robotik: Rechtshandbuch*, (S. 174–201). München: Beck.

129. Borges, G. (2018). Rechtliche Rahmenbedingungen für autonome Systeme. *Neue Juristische Wochenschrift*, 977–982.

130. Zech, H. (2019). Künstliche Intelligenz und Haftungsfragen. *Zeitschrift für gesamte Privatrechtswissenschaft, 2*, 198–219.

131. Riehm, T. (2020). Nein zur ePerson! Gegen die Anerkennung einer digitalen Rechtspersönlichkeit. *Recht Digital, 1*, 42–48.

132. Richter-Kuhlmann, E. (2020). Neue Approbationsordnung 2025. *Deutsches Ärzteblatt,* *48*, 2335.

133. Mosch, L., Back, A., Balzer, F., Bernd, M., Brandt, J., Erkens, S., et al. (2021). Lernangebote zu Künstlicher Intelligenz in der Medizin. *Zenodo.* https://doi.org/10.5281/ZEN ODO.5497668.

134. Bilski, N., & Schmid, T. (2019). Verantwortungsfindung beim Einsatz maschinell lernender Systeme. *Neue juristische Onlinezeitschrift, 20,* 657–661.

135. Denga, M. (2018). Deliktische Haftung für künstliche Intelligenz: Warum die Verschuldenshaftung des BGB auch künftig die bessere Schadensausgleichsordnung bedeutet. *Computer und Recht, 34*(2), 69–78. https://doi.org/10.9785/cr-2018-0203.

136. BGH. (1978). Neue Juristische Wochenzeitschrift, 12, 584-585.

137. Spindler, G. (2015). Roboter, Automation, künstliche Intelligenz, selbst-steuernde Kfz – Braucht das Recht neue Haftungskategorien? Eine kritische Analyse möglicher Haftungsgrundlagen für autonome Steuerungen. *Computer und Recht, 31*(12), 766–776. https://doi.org/10.9785/cr-2015-1205.

Printed in the United States
by Baker & Taylor Publisher Services